내 몸
보약은
내가 만든다

내 몸
보약은
내가 만든다

한진 원장이 공개하는 삼다三茶 요법

한진·전유성 지음

스타북스

온세상이 어질어질 온몸
욱신욱신 지끈지끈 바늘로
꼭꼭 쩌지르듯이 아파 었겠다
더북룩하다 아린다 가슴아파
숨차 온몸이 돌아가며 쑤셔
체했나? 아이고 메슥거리고
귀에서 윙윙 앓았다 일어서면
어찔어지질 따끔따끔 헉
빙글빙글 쪼이고 부른 틈
두근두근 굼체잉가? 굳히고
물러터지고 쑤시고 결린다 윽
주먹으로 한대춰 맞은것같다
온몸이 아파 아이고 나살려

종합 아티스트 이익태 作

프롤로그

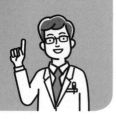

　　전작인 『역류성식도염 부정맥 갱년기 증상이 있으시다면』을 읽어보신 분은 아시겠으나 일상에서 자주 접하는 소화기, 순환기, 갱년기 증상의 개선을 위해 가정에서 차로 끓여 먹을 수 있는 한두 개의 한약재를 배합하는 방법을 소개했다.

　　이번엔 조금 더 나은 효능을 위해 세 가지 약재를 이용하여 차를 끓이는 방법을 소개한다. 세 가지 약재로 한정한 이유는 너무 많은 약재의 추가 배합이 이루어진다면 약물의 상호작용은 물론 귀경歸經(섭취한 약물이 가는 목적지), 성미性味(차갑고 따뜻하고 서늘하고 더운 성질과 시고, 쓰고, 달고, 맵고, 짠 다섯 가지 맛)가 뒤엉켜 예상치 못한 결과가 나타날 수도 있기 때문이다.

부모님과 나를 위한 건강 차를 만들기 위한 한약재는 모두 1:1:1로 배합하면 된다. 모든 차는 2개월 혹은 3개월간 드시다 한 달 정도 쉬었다가 다시 드시는 것을 추천한다. 아무리 좋은 것도 지나치면 좋지 않기 때문이다. 개인의 체질에 따라 맞지 않는 부분도 있을 수 있으므로 처음엔 소량을 만들어 섭취해보는 것을 권장한다.

차를 만드는 방법은 약재 전체 용량의 5~6배의 물을 넣고 30분 정도 끓인 후 복용하면 된다. 드시고 남은 건 냉장 보관하셨다가 꺼내 드셔도 좋다.

책의 구성을 간략히 소개하면, 일상에서 자주 접하는 증상의 발병 원리를 먼저 이해하고 생활 속에서 간단히 만들 수 있는 약차를 안내했다.

정기적인 건강검진 후 혹은 만성 질환에 대해 다음 검사 기일까지 좋은 몸 상태를 만들기 위해 무얼 해야 하나 고민될 때 이 책은 조그만 등대 역할을 할 것이다.

건강식품이 난무하는 세상에서 공장에서 대량으로 만들어진 제

품에 내 몸을 길들이지 말고 조그만 수고를 더하여 스스로 건강을 지키고 개선하는 기쁨을 누리시기를 바란다.

한의학박사 한진

차례

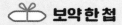

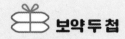 **보약 두 첩**

혈액검사에서 흔히 접하는 문제

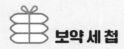 **보약 세 첩**

정신건강 지키기

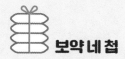

보약 네 첩

일상의 다양한 증상 해결

보약 한 첩

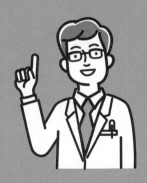

알아두면 좋은
한의학 지식

내 몸
보약은
내가
만든다

오장육부란?

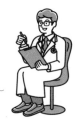

　한의대에 입학하여 첫 수업을 받았을 때를 떠올리면 엄청나게 많은 수의 낯선 한자들과 마주친 기억이 난다. 글자는 문화를 반영하기 때문에 고등학교까지 현대 사상을 토대로 공부하다 갑자기 사고 체계를 고전 동양철학으로 탈바꿈해야 했다. 갑자기 조선시대 선비가 될 수도 없고 모르는 단어를 한의학 사전을 찾아가며 새로 읽힐 수밖에 없었다. 나는 버스를 타고 경희대학교를 다녔는데 종로를 지나칠 때마다 조선시대 시전을 떠올리기도 했다. 유독 한의대에 개량 한복을 입은 사람이 많았는데 아마 이것도 그런 이유가 아니었을까 생각해본다. 한의학 이론 중 가장 먼저 등장하는 개념이 오장육부다.

　오장육부는 한의학에서 인체 내부 장기를 일컫는 이름이다. 오장의 장臟에서 월月 부수를 빼면 '감출 장藏'이 되는데, 오장의 역할은 주로 저장기능이다. 육부는 주로 분해 배설과 관련이 있다. 오장육부에 속한 장기들은 단독으로 활동하지 않고 상호작용을 통해 인체 생명 활동을 유지한다. 그래서 하나의 유기체로 작용하는데 이는 인체를 소우주라 부르는 근거이다.

간에서 만든 쓸개즙은 담에서 저장했다 분비하여 소화를 돕고, 비위는 한데 어울려 음식물을 분해 흡수하는 작용이 있다. 콩팥에 해당하는 신腎은 방광과 유기적으로 작용하여 소변을 걸러주고 배출하는 작용을 한다. 오장육부는 해부학적 구조이면서 인체 내외로 상호 보완적 작용을 통해 생명 활동을 유지한다.

난 비위가 약해

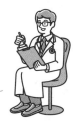

솔직히 나도 소화 기능이 약하다. 콩국수나 칼국수를 먹으면 종일 속이 더부룩하고 아무것도 먹고 싶지 않다. 추위를 잘 타는 편이고 더운 것도 잘 참지 못하다. 약간은 내성적이고 낯선 사람과 친해지는 데 시간이 걸리는 편이다. 몸을 움직이는데도 땀이 금방 나지는 않고 사우나에서 땀을 많이 빼면 쉽게 노곤해진다. 이런 체질을 소음인少陰人이라 부른다. 난 소음인이다.

흔히 맘에 들지 않은 음식을 접했을 때 드시기를 꺼리는 경우 '나는 비위가 약해.'라고 말씀하시는 분들이 계신다.

비위는 한의학에서 소화기를 일컫는 말이다. 비脾와 위胃의 합친 말로 섭취한 음식물을 저장하고 소화효소를 통해 분해한 영양분을 흡수하여 전신에 공급한다. 흡수한 영양분으로 피를 만들고 몸에 정체된 습濕한 기운을 콩팥과 방광으로 보내어 배출하는 역할을 한다.

또한 사지말단의 살과 근육을 윤택하게 만드는 작용을 한다. 팔다리가 가늘어지고 힘이 없다면 본인이 소화력이 약하지 않은가 확인할 필요가 있다.

소화력에 문제가 있다면 입과 입술에 드러난다. 소화기에 염증이 있으면 입술 색이 검어지고, 소화가 안 되고 영양이 부실하여 빈혈이 생기면 입술이 창백해진다.

참고로 비위가 약한 사람은 예민한 성격 때문에 근심, 걱정으로 지나치게 생각을 많이 한다면 소화력이 떨어지기도 한다.

간이 부었네,
간이 배 밖으로 나왔네?

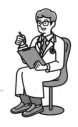

 B형 간염 보균자들을 진료하다 보면 뭔가 미지의 불안감을 가지고 있다. 30대 초반의 어떤 여성 환자는 평소 다니던 내과 의사에게 자신이 얼마나 더 살 수 있을지 물었다고 한다. B형 간염 보균 상태가 당장 생명을 위협할 만한 상황이 아니므로 질문 자체가 이치에 맞지 않으나 그 내과 의사는 50대 중후반이라고 말했던 모양이다. 물론 간염 간경화가 발병하여 심각한 상황에 이르면 그럴 수도 있을 것이나 낙심한 환자는 나중에 초연해졌다. 자포자기한 마음인지 술을 끊는다는 단호한 마음이 생겼는지는 알 수 없으나 관리만 잘하면 얼마든지 기대 수명을 살 수 있다는 말을 해줬다.

 간은 우측 상복부에서 횡격막 아래 위치한 장기이다. 우측 상복부가 늘 뻐근하면 '이쪽이 간이죠? 간에 문제가 있는 걸까요?'라 묻는 환자들이 계신다. 간은 통증을 모르는 장기이므로 간 자체로 유발된 통증은 말기 간암이나 간경화에서 나타날 확률이 높다.

일반적으로 소화불량일 때 상복부 통증이 나타난다. 명치 아래가 아픈 경우 주로 좌측 상복부가 아프지만 더부룩함이 지나치면 우측 상복부가 함께 뻐근할 수도 있다. 따라서 우측 상복부 통증을 무조건 간 질환이라고 말할 수는 없다.

우리가 발음 연습을 할 때 '간장 공장 공장장'이란 말을 반복할 때가 있다. 물론 여기선 간장이란 음식 맛을 내는 역할을 하는 조미 간장을 의미하는 것이지만 이를 간장肝臟이라는 한자로 바꾸어보면 '간장은 공장'이라는 말로 변한다. 간은 공장이다. 공장처럼 많은 작업을 하는데 주로 대사와 관련된 일을 한다.

한의학에서 간은 혈액을 저장한다. 실제로 간에는 혈관분포가 조밀하다. 간은 혈관을 통해 장과 연결되어 있는데 장에서 흡수한 영양분이 간이라는 중간 기착지를 거쳐 심장으로 들어가고 심장은 혈액을 통해 전신으로 영양을 공급한다.

간은 앞서 공장이라는 표현을 썼듯 여러 가지 일을 하는데 흡수한 영양물질을 실제로 활용하기 쉬운 형태로 바꾼다. 이를 대사 작용이라 부른다.

간은 해독작용도 한다. 독성물질을 체외로 배출하는 역할을 하는데 간은 우리가 섭취한 음식, 약물, 술 등을 따로 구분하지 않고 일을 한다. 따라서 한약 먹을 때 술 먹지 말라는 것이다. 간에서 한약과 술 대사를 동시에 하기엔 버겁기 때문이다.

간은 자체적으로 재생능력이 뛰어나므로 항상 할 일이 많은 간을 쉬게 해주면 회복도 잘 된다. 하는 일이 많은 만큼 술과 같은 독성 물질 섭취도 줄이고 화를 자주 내지 말아야 한다. 분노의 감정은 간에 좋지 않기 때문이다.

전유성의 휴게소

여자들은 동안童顔이 되고 싶어 하고 동안이라면 좋아합니다. 그래서 "그 동안 잘 있었니?" 하고 인사합니다. 남자들의 인사말은 다르죠. 술을 하도 많이 마시니까 간肝의 안부를 묻습니다. "그 간 잘 있었냐?"

심장 중요한 거
다 아시지요?

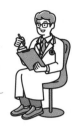

사실 젊은 사람은 심장이 왜 중요한지 깨닫기 힘들다. 심장발작으로 인한 돌연사도 대부분 40대 이상에서 증가하기 때문이다. 하지만 친구 부모님이 심장발작으로 돌아가셨다는 소식을 들으면 심장에 관한 생각을 달리하게 된다. 뇌졸중은 발병 후 3시간이 골든타임이다. 3시간 안에 조치하면 그나마 후유증을 줄일 수 있는 반면에 심장발작은 즉각 대응이 필요하다. 우리가 평소 심폐소생술을 익힐 필요가 있는 이유다. 다른 사람과 혹시 모를 나의 안전을 지키기 위해.

한의대 졸업반인 본과 4학년 때의 일이다. 응급의학 수업이 시작되기 전 쉬는 시간이었다. 친하게 지내던 동기와 나란히 앉았는데 갑자기 내 손목에 자기 손가락을 올리더니 진맥을 보겠다는 것이다. 요즘 진맥 공부를 하나보다 생각하고 있는데 "맥박이 좀 불규칙한 거 같은데. 중간에 한 번씩 쉬는 맥이 느껴져."라고 하는 것이다. 그래서 다시 내가 진맥을 보니 정말로 한 번씩 쉬는 맥박이 느껴졌다. 나도 건강염려 성향이 있는 소음인인데다 살면서 심전도는 한 번도 측정해 본 적이 없어 가까운 내과에서 심전도 검사를 받았으나 아무 이상이 없었다. 내과 의사는 그냥 지내다 맥박이 나아지는 기미가 없거나 자세히 알고 싶으면 큰 병원에서 심장 초음파 검사를 받아보라고 하였으나 추가 검사를 받지는 않았다. 당시 커피를 자주 마셨던 것으로 기억한다. 지나친 카페인 섭취가 심장 리듬을 불규칙하게 만든 것이리라. 이후로 커피를 한동안 마시지 않았더니 중간에 건너뛰는 맥박이 사라졌다.

심장이 두근거릴 때 좌측 가슴이 요동치는 걸 느낄 수 있다. 침대에서 좌측으로 누워있거나 엎드려 있을 때 자신 심장의 박동이 전해지기도 한다. 심장은 살면서 한 번도 멈추지 않는다. 우리 생명 활동특히 혈액순환을 총괄하기 때문이다. 혈액순환을 생각할 때 말초혈관만을 떠 올리기 쉬운데 정작 중요한 건 심장이다.

심장은 1/3은 가슴 중앙에 그리고 나머지 2/3는 좌측으로 치우친 구조다. 심장을 둘러싼 관상동맥의 혈액 흐름이 줄어들어 심근세포에 산소와 영양공급이 줄어든 상황을 허혈이라 부른다. 허혈로 유발된 심장병에 나타나는 가슴 중앙의 묵직함과 답답함은 심장의 위치 자체가 좌측으로만 치우쳐 있지 않음을 보여주는 증거다.

심장은 일정한 리듬으로 박동하는데 자율신경이라 부르는 교감신경과 부교감신경에 의해 조절된다. 분노, 긴장, 흥분, 공포 등 인간 정서에 따라 자율신경에 변화가 나타나고 심장이 빠르게 혹은 느리게 박동한다. 예를 들면 사람이 흥분 긴장하면 심장의 박동이 빨라지고 마음이 편하면 박동이 안정된다. 심장 박동을 안정시키면 마음도 편해질 수 있기에 한의학에서 심장은 인간의 정신을 주관한다고 말한다.

심장질환은 심장의 해부학적 구조의 문제에서 유발되기도 하고 장기 자체엔 문제가 없어도 기능적인 이상으로 증상이 나타날 수 있다.

심장에 아무 이상이 없다면 어떤 격렬한 운동을 하더라도 특별한 증상이 나타나지 않으나 심장질환 증상이 조금이라도 있다면 가볍게 걷거나 뛰는 동안에도 증상이 나타난다. 만약 질환이 심각하다면 가만히 안정을 취하는 동안에도 증상이 나타날 수 있다.

심장질환에 나타날 수 있는 증상으로는 가슴 통증, 호흡곤란, 가슴 두근거림, 기침, 현기증과 실신, 피로감, 청색증, 부종 등이 있다.

가슴에 통증이 있으면 뻐근하거나 답답함과 무언가 들어찬 느낌 등으로 나타나는데 만약 협심증이라면 무거운 물체가 가슴 가운데를 누르는 느낌이 들 수 있고, 가슴속이 쥐어짜는 듯한 느낌이 드는 것이 특징이다. 왼쪽 어깨 방향으로 뻗어가는 통증이 나타날 수도 있다.

숨쉬기 힘든 증상은 불안증이나 공황장애 환자에게도 흔히 나타나는 증상인데, 심장이 기능적으로 약한 경우가 많다. 때에 따라 누우면 숨쉬기가 힘들어 앉아서 상체를 앞으로 숙여야 숨쉬기가 편해지기도 한다.

가슴 두근거림은 심장 박동이 갑자기 빨라지면 느낄 수 있는데 그중 매우 빠르면서 불규칙한 맥박을 보이는 경우를 심방세동이라 부른다. 심방세동은 혈전 생성으로 뇌혈관 질환을 유발하는 주요 원인이므로 평소 잘 관리해야 한다.

기침은 가래 없는 양상으로 나타나는 것이 일반적이고 현기증과 실신은 부정맥 환자 거의 모두가 겪는 증상이다. 현기증이 자주 나타나고 심장 박동이 너무 느리다면 실신할 수도 있다.

심장이 약하면 몸이 잘 붓는데 아무래도 체액이 정체되는 다리나 하복부가 붓는다.

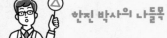

안주발

한의대 본과 3학년 때의 일이다. 아직은 학생 신분이므로 돈을 받고 의료 행위를 하는 것은 불법이다. 다만 현직 한의사의 감독 아래 노인 복지관 등에서 의료 봉사를 하는 것은 허용되었다. 격주로 하는 의료 봉사를 하면서 나름 임상 경험도 쌓였다고 생각했던 시절이다. 그래서 어디를 가든지 누가 어디가 불편하다는 소리를 들으면 그냥 지나치지 않았다. 내가 알고 있는 그리고 책에서 읽은 내용을 실제로 확인하고 싶은 마음이 컸었다. 아마 한의대생 대부분이 그러지 않았을까. 지금 학생들도 그런 마음이 있을성싶다. 사회적으로도 그런 분위기가 강했다. 당시 허준 드라마의 시청률이 매우 높아서인지 일반인들의 한의학 관심도가 매우 높았다. 소개팅을 하게 되면 서로의 마음을 확인하지 않아도 손을 잡기가 매우 쉬웠다. 손부터 내밀고 진맥을 봐달라고 했다. 여성뿐 아니라 처음 보는 남자들도 그랬다. 내가 아직 학생 신분이란 아무런 문제가 되지 않았다. 하루는 고등학교 동 문회를 갔는데 똑같이 회비를 내고 저녁을 먹으면서 맥주를 마시는 자리에서 평소 먹성이 좋던 나보다 한 살 많은 선배 하나가 시무룩한 표정을 짓고 있었다. 무슨 안 좋은 일이 있는가 싶어 물어봤더니 그 런 건 없고 좀 체한 것 같다고 말했다. 자세히 얼굴을 살피니 좀 창백 해 보였다. 선배는 진맥을 봐달라고 자기 오른팔을 내밀었는데 맥을 보지는 않았다. 문득 한의대 조교 선배의 말이 떠올랐다.

"술 먹었을 땐 진맥 보면 안 돼."

이 말이 내가 술을 마셨을 때 진맥을 보면 안 된다는 건지 아니면 술을 마신 사람은 진맥을 보지 말아야 한다는 말인지 잘 몰랐었다. 술을 많이 마시면 총기가 흐려질 수 있으므로 오진을 할 염려도 있고 술을 마신 사람은 몸 안에 습한 기운과 열이 가득 차므로 맥이 전반 적으로 실하고 빠른 성향을 보이므로 원래 몸이 차가운 사람도 열이 많은 체질로 잘못 판단할 수 있다는 건 한참 시간이 흐른 후에야 깨 달았다.

"내가 술을 마셨기 때문에 잘못 판단할 수 있으니 지금은 진맥을 볼 수 없어."

내가 이렇게 말하자 선배는 고개를 끄덕였다. 동시에 내 어깨가 으 쓱해졌다.

"대신 양손을 내밀어 봐."

나는 선배의 엄지와 검지 뼈 사이 살 부분을 엄지손가락으로 세게 눌렀다 떼기를 반복했다. 오른손을 삼 분 정도 누르고 왼손도 같은 방법으로 지압했다. 잠시 후 선배의 입에서 우렁찬 트림 소리가 났다. 별 냄새는 나지 않았다. 과식으로 체했다기보단 시험 기간이 끝난 지 얼마 되지 않아 기력이 떨어져 위장기능이 떨어진 탓이었다. 선배는 조금 전까지 체했다는 사실을 잊은 사람처럼 안주발을 세우기 시작했다. 소시지와 볶은 채소 한 움큼에 맥주 반 컵을 마셔야 한다는 학창 시절의 암묵적인 규칙을 어기며 꾸역꾸역 먹어 댔다.

여리고 약해
지켜주고 싶은 장기, 폐

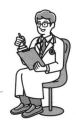

"코로 숨 쉬니까 참 좋다."

비염을 비롯한 호흡기 진료 과목을 표방한 병원의 광고 문구에서 흔히 볼 수 있는 말이다. 아이들이 어렸을 때 코가 자주 막혀 감기 걸릴 때마다 신경이 많이 쓰였다. 첫째 아이는 천식이 자주 있었고 둘째 아이는 코가 자주 막혔는데 입으로 호흡을 하는 경우가 많았다. 그러다 보니 얼굴이 점차 길어지는 것 같았다. 그래서 기침을 자주 하던 첫째 아이를 위해선 호흡기 치료기를 자주 사용하였고 둘째는 콧물 뽑아주는 기구를 상시 사용하였다. 아이들의 호흡기 질환은 조금만 내버려 두면 심해지고 대학병원 입원까지 해야 할 경우가 많기 때문이다. 입원하면 여러모로 신경 쓸 일이 많아지므로 어린아이를 키우는 부모님들은 참고하시기 바란다.

공중보건의 삼 년 중 일 년을 병원선을 타고 진료한 적이 있다. 섬을 돌아다니면서 진료를 했는데 섬이라고 모두 어업에 종사하는 건 아니고 마늘이나 기타 작물을 키우는 분도 상당히 많다. 뱃일은 대개 새벽부터 나가게 되는데 바다 안개를 헤치며 양식장에 나가거나 고기를 잡으러 나간다. 어부들이 은근히 천식 환자가 많다. "언제부터 기침하셨어요?" "한 이십 년 됐나." 새벽부터 찬 바닷바람을 맞으니 폐가 손상을 입은 것이다. 젊더라도 날이 춥고 바람이 불면 옷을 따뜻하게 입고 다녀야 한다. 멋도 좋으나 건강이 중요하다.

우리 몸에서 폐의 역할은 호흡을 통한 산소와 이산화탄소의 교환 즉, 필요한 산소를 받아들이고 불필요한 이산화탄소를 내보내는 것이다.

폐는 몸의 군주인 심장을 보좌하여 관리하는 일을 한다. 옛날이라면 심장은 왕이고 폐는 영의정 오늘날이라면 심장은 대통령, 폐는 국무총리라 볼 수 있다. 대통령 혼자 국정을 도맡아 처리할 수 없듯이 심장도 폐의 도움을 받아야만 인체의 기본활동을 위한 순환 기능을 발휘할 수 있는 것이다.

폐는 인체의 기氣를 주관하고 통제하는 기능을 하는데 산소가 풍부한 외부의 기를 전신에 전달하는 작용을 한다. 인체에 흐르는 혈액은 기를 따라 순환하게 되는데 혈액이 콩팥에서 걸러져 소변이 되는 것을 이해한다면 몸의 수분이 적절히 분포되고 과도하게 정체하는 것을 막는 역할도 폐가 수행한다. 폐의 기능이 떨어진다면 소변량이 줄어들거나 몸이 자주 붓는 원인이 될 수도 있다.

폐는 피부와 관련되어 있는데 인체의 면역반응을 주관한다. 폐 기능이 떨어지면 피부의 모공이 헐거워져 식은땀을 수시로 흘리게 되고 아토피 피부염이나 감염성 피부병이 생길 수도 있다. 피부가 외부 세균이나 바이러스의 피부 침투에 대한 저항력이 떨어진 결과라고 볼 수 있다. 건선과 재발성 세균성 피부염 등도 폐와 연관된 피부 면역력 감소의 결과물이다.

폐가 호흡과 관련해 인체에서 가장 외부로 연결된 기관은 코다. 폐의 기능이 떨어지면 냄새를 제대로 맡을 수 없고 코가 막히고 콧물이 자주 흐르고 숨쉬기가 불편한 증상들이 나타난다. 어릴 적부터 비염이 있는 사람보다 나이가 들어 비염에 사람이 잘 낫지 않는 것은 폐 면역력이 떨어졌기 때문이다.

폐가 약하면 목소리가 미약하고 가라앉게 된다. 앞에서 폐는 기를 통제한다고 말했다. 폐의 기가 저하되면 목소리에 힘이 없어진다. 다른 사람과 같이 있어도 말수가 줄어들고 말하기가 귀찮다면 폐의 기가 떨어진 것이다.

폐에 특별한 질환이 없어도 조금만 움직여도 숨이 차고 기침을 자주 하는 경우 가슴부위가 약간 앞으로 나온 소위 새 가슴일 때 나타나는 증상이다. 그리고 횡격막이 아래로 처져 위 입구 부위를 누르고 있는 경우엔 이유를 알 수 없는 옆구리 통증이 수시로 나타난다. 이는 타고난 것이므로 무리한 운동은 하지 않는 것이 폐 건강을 지키는 비결이다.

여기 안 나으면
위장병은 못 고쳐요

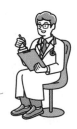

　"수시로 배를 잡고 쪼그려 앉곤 해요." 예전 어느 미용사분이 한 의원에 방문하시면서 하신 말씀이다. 미용사도 여럿 있는 대형 미용실 직원이었는데 근무 특성상 휴식 시간이 따로 없고 식사도 손님 없는 시간에 짬짬이 한다고 말했다. 소화에 문제가 없는 사람도 불규칙한 식사로 위염이 생길 수 있는데 이 미용사는 체형도 왜소하고 혈색이 돌지 않는 얼굴이었다. 대개 배달 음식을 시켜 먹는데 끝까지 다 먹은 적이 없다고 하였다. 미용사가 쪼그려 앉아 잡은 부위는 위가 있는 윗배가 아니라 소장 대장이 있는 배꼽 주변이었다.

　오랫동안 소화가 안 되고 복부에 가스가 잘 차는 증상이 지속되면 의료기관을 방문하게 된다. 아프면 아무 일도 할 수 없으니 말이다.

종일 배가 아프고 콕콕 쑤시면 어떤 일을 하던 지(그것이 사무직이든 육체 노동이든 간에) 집중할 수 없다.

처방은 제산제나 소화제 혹은 위장관 운동 조절제 등을 받을 수 있는데 이들 약물의 작용 목적은 위에 치중되어 있다.

하지만 위만큼이나 소장과 대장의 역할도 중요하다. 소장의 첫 부위가 십이지장인데 췌장에서 분비된 여러 소화효소가 여기에 모인다. 위에서 부드럽게 넘어온 음식물에서 우리가 살아가는 데 필요한 영양을 흡수한다. 소장의 기능이 떨어지면 배꼽 주변이 뭉치고 아픈 증상이 나타나는데 배꼽 좌측을 만져보면 단단하게 뭉쳐있는 걸 알 수 있다. 뭉침이 심하면 복통이 나타난다.

소장은 심장과 둘 다 화火에 속하는 장기다. 심장의 화가 지나치면 가슴이 답답해지고 소장의 기능을 떨어뜨려 흡수 장애를 유발한다. 장기간 신경을 쓰면 살이 빠지는 이유다.

대장은 소장을 지난 노폐물에서 수분을 흡수한 후 대변으로 배출하는 장기다. 대장은 분해 흡수가 끝난 노폐물의 이동 통로 역할을 하는데 운동성이 떨어지고 몸의 진액이 부족하면 변비가 유발된다. 수분 흡수가 잘 안 되면 설사를 일으키는 것이다.

대장에 열이 지나치게 몰리면 변이 단단해지고 배변 시 항문이 뜨겁게 아프면서 출혈이 나타날 수 있다. 여기에 그치지 않고 치질을 유발할 수도 있다. 그래서 치질 치료의 첫 번째 과정이 변비를 해소하는 것이고 이 부위의 혈행을 개선하기 위해 좌욕을 추천한다.

내 안에
아궁이가 있다?

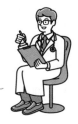

외갓집에 아궁이가 있었다. 본채와 별채 건물이 따로 있던 한옥
이었다. 외갓집에 내려갈 때마다 백 년이 넘은 집은 점점 변해갔다. 초
등학교 3학년 때 갔을 때 있던 재래식 화장실은 사라지고 본채는 현
대식 주방으로 탈바꿈했다. 아궁이는 손님맞이용으로만 쓰이는 별채
에만 있었는데 불을 때면 방안이 후끈거렸던 기억이 난다. 외할머니
는 오랜만에 봬도 언제나 비슷한 모습이어서 나이를 들지 않는 것 같
았다. 방학 때 일주일씩 내려가면 별채에 머물렀는데 언제나 뭔가를
챙겨 주시던 외할머니. 아흔이 넘으니 주변 사람들도 잘 못 알아보시
고 요양 보호사의 도움으로 생활을 하시다 일 년 전 돌아가셨다. 장례
를 마치고 외갓집에 가보니 주인을 잃은 집만이 쓸쓸히 맞아주었다.

아궁이는 방이나 솥에 불을 지피는 구멍을 말한다. 여기에 땔감을 넣고 불을 붙이면 솥을 데워 밥을 짓기도 하고 온돌 구조 방의 온도를 높이는 역할을 한다.

우리 몸에서도 아궁이 역할을 하는 장기가 있다. 신腎이라는 장기다. 신은 콩팥은 물론 생식 기계를 아우르는데 인체의 원기를 주관한다. 원기는 배꼽 아래 단전 부위에 존재하는데 이 부위가 항시 차다면 상체는 물론 손과 발까지 차가울 수 있다.

아궁이가 차면 구들장도 차고 솥 안의 밥도 설익을 것이다. 원기가 부족하면 단전 부위가 차갑고 열이 인체 구석구석 전달되지 않아 몸통 안에 있는 장기들의 기능이 저하되고 손발도 차가워진다. 몸이 차가워 순환이 안 된다는 건 기본적으로 신의 원기가 부족하다는 뜻이다.

신은 인체 활동을 위한 기본 물질인 정精을 저장한다. 정은 부모로부터 받은 선천적인 것과 살면서 섭취한 음식으로부터 얻은 후천적인 것으로 나누어지는 데 평생 가지고 써야 하는 용량이 정해져 있으므로 아껴 써야 한다. 너무 잦은 성관계나 과로는 인체의 정을 소모하여 생명 활동을 방해한다. 청소년기 남학생들에게 '자위행위를 너무 많이 하면 뼈 삭는다.'라는 말도 일리가 있는 것이다.

신은 뼈, 모발, 귀와 연관되어 있다. 모두 인체의 기본 물질인 정이 부족하면 골다공증이 나타나거나 모발이 하얘지고 빠지며 이명이나 난청이 나타난다. 신은 허리와도 연결되어 있어 특별히 무거운 짐을 들거나 다치지 않았음에도 만성적인 요통이 나타나는 원인을 신기능의 저하이다. 구체적으로는 정이 부족한 것이다. 천수를 누리려면 정을 아끼고 수시로 보충해야 한다.

전유성의 휴게소

※동요에서 찾아보는 건강

'엄마야 누나야 강변 살자'라는 동요는 유명한 동요다. 순전히 내 생각인데, 엄마랑 누나랑 살던 동철이는 가난해서 도시에서 살 수가 없었을 거다. 그런데 동철이는 앞날을 내다보는 혜안이 있었던 거다. 긴 말 안 하겠다. 지금 한강변을 가봐라. 강이 보인다는 것만으로 아파트가 얼마나 비싼가. 동철이는 재테크에 밝은 아이였던 거다. 아! 시대를 앞서간 동철이. '강변 살자'고 했던 당대에 얼마나 멸시와 조롱을 당했을지... 아흑!

"깊은 산속 옹달샘 누가 와서 먹나요? 새벽에 토끼가 세수하러 왔다가 물만 먹고 가지요" 설명은 간단하다. 공복에 물 한 잔의 효과를 검색해 봐라. 공복에 물 한 잔이 우리 몸에 얼마나 좋은지 알게 될 것이다. 또 있다. "따르릉 따르릉 비켜나세요. 저기 가는 저 노인 꼬부랑 노인 우물쭈물하다가는 큰일 납니다". 우물쭈물을 왜 하는가? 관절이 안 좋은 거다. 생각은 있지만 다리가 말을 안 든는 거다.

여기서 또 동요 한 곡 다시 소개한다. "산토끼 토끼야 어디를 가느냐? 깡충깡충 뛰면서 어디를 가느냐?" 너희가 토끼뜀의 효능을 아느냐? 토끼라고 놀림을 당한 토끼도 가만있지 않은 거다. 공복에 물 한잔! 그리고 토끼뜀으로 토끼는 토끼(?)를 면할 수 있었다는 어느 토끼의 눈물 나는 자서전!

새나라의 어린이 3절을 다시 한 번 들어봐라. "새나라의 어린이는 거짓말을 안 합니다. 서로 믿고 사는 나라 우리나라 좋은 나라" '우리가 알아야 할 것은 유치원에서 다 배웠다'라는 제목의 책이 있다. 거짓말 하지 말기, 공중도덕 지키기, 부모님 공경하기, 유치원에서 다 가르친다. 우리가 실천을 하느냐 안 하느냐의 문제. 몰라서 안 하는 게 아니다. 실천하자 토끼뜀 뛰자. 자전거 앞에서 우물쭈물하다가는 큰일 났네 하지 말고 실천이 힘이다. 그렇다는 이야기다.

또 있다. 빼먹을 뻔했다. "둥근 해가 떴습니다. 자리에서 일어나서 제일 먼저 이를 닦자 윗니 아랫니 닦자" 하루에 세 번 3분씩 이를 닦는 습관도 어릴 때부터! 억진가? 억지 인정한다. 어쩔래?

동요의 좋은 점은 또 있다. 모임에서 노래를 부르려면 가사가 나오는 노래방 기계가 없으면 노래를 못하더라. 허지만 가사 안 보고 부를 수 있는 동요는 제법 많이 있다. 동요의 좋은 점은 다시 불러도 뭐라 시비 걸 사람 없고 몇 번씩 다시 불러도 즐겁더라. 순전히 경험담이다. '오빠생각' '나의 살던 고향' '초록빛 바닷물에 두 손을 담그면', '산 위에서 부는 바람 시원한 바람' 등등 …

진맥!
신기하지 않습니까?

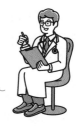

　한의대에 다니면서 진맥을 익히는 건 쉽지 않다. 책을 통해서만 익히기란 더더군다나 어려운 일이다. 서로서로 진맥을 보면서 이건 이런 맥의 형태라고 공유하는 것이 전부인데 대부분 학생이 나이가 젊고 건강하니 병적인 상태를 나타내는 맥을 발견하기는 쉽지 않다. 따라서 연배가 있으면서 경험이 많은 한의사에게 개인적으로 배우는 것이 최선일 수 있었다. 한방 진단학이라는 과목에서 맥 진찰법을 배우기는 하지만 앞에서 열거한 이유로 수업 시간 안에서 진맥에 능통할 수 없다는 얘기다. 따라서 학교를 졸업하고 많은 임상 경험을 가져야만 진맥에 대한 감을 잡을 수 있다. 나 역시 진맥을 통해 올바른 정보를 얻는 데 상당한 시간이 필요했다. 따라서 한의원은 물론 어떤 의료기관이든 경험이 많은 의사를 찾아가야 한다.

한의원에 오시는 분 중에(그냥 허리나 어깨가 아파 가벼운 침 시술을 받으러 오는 분조차) 손목을 내밀면서 진맥을 원하시는 경우가 있다. 가벼운 근육통의 경우 진맥 없이 아픈 부위에 침만 몇 회 맞아도 호전되기 때문에 굳이 진맥이라는 절차가 필요 없는 건 사실이다.

진맥은 엄지손가락 방향을 향하는 요골동맥의 흐름을 파악하여 몸 내부의 상태를 파악하는 행위를 말한다. 진맥을 좋아하는 사람들의 특징은 진맥을 통해 자신의 몸 상태와 어떤 질환이 있음을 듣는 것을 좋아하기 때문이다. 자신이 그런 증상이나 질환이 있음을 말하지 않았는데 진맥을 통해 그걸 알아낸다면 환자는 그 한의사가 뛰어나다(다른 말로 잘 맞힌다, 용하다)고 결론을 내린다.

자신의 몸 상태를 진맥만으로 알아내니 다음에 다른 질환으로 방문하더라도 나를 잘 치료해줄 거라는 믿음이 생긴다. 이것이 한의사와 환자 간의 친밀한 유대 관계가 형성되면 기대 이상의 치료 효과가 나타나기도 한다. 믿음에서 기반한 치료이기 때문에 그렇다.

그럼 진맥으로 무엇을 알 수 있을까?

진맥을 보면 장기의 정확한 병명까지는 아니더라도 장기의 기능적 이상은 파악할 수 있다.

맥에는 28가지가 있다고 하는데 그 기본인 되는 맥은 부浮(떠 있는 맥), 침沈(가라앉은 맥), 지遲(느린 맥), 삭數(빠른 맥) 4가지다.

떠 있는 맥은 감기에 자주 나타나는 맥인데, 염증을 뜻하는 맥이다. 폐 부위에 이 맥이 나타나면 환자의 증상과 비교하여 기관지염, 인후염, 후두염 등을 예측할 수 있고 위장 부위에 떠 있는 맥이 나타나면 위염이나 역류성식도염, 위궤양 등을 추정할 수 있다.

침맥은 혈류량이 적음을 나타내는데 피가 몸 구석구석 전달되지 못하고 몸이 차가운 증상이 나타난다. 손발이 많이 차고 만성 질환과 체력 저하에 시달리는 분에게 이 맥이 느껴진다. 너무 피로해서 보약 지으러 왔어요, 라고 말하는 환자의 대부분이 이 맥을 가지고 있다.

느리고 빠른 맥은 심장 리듬이 빠르고 느린 상황을 보여준다. 너무 느린 맥은 현기증과 정신 집중력 저하를 유발하고 너무 빠른 맥은 가슴 두근거림 증상을 느낄 수 있다.

여성 환자 중에는 임신했는지 궁금하다면서 손목을 내밀기도 한다. 임신한 여성에게는 활滑(미끄러지는 구슬 같은 맥) 맥이 나타난다. 몸에 순환에 안 되어 생긴 정체된 노폐물인 담음이 많은 경우 나타나는 맥이다. 구슬이 또르르 굴러가는 느낌이 나는데 이 맥을 경험하고 싶으면 과음한 다음 날 맥을 보면 나타날 가능성이 있다.

건망증 고치는 한약

오랜만에 할머니 한 분이 오셨다. 아흔이 넘으셨고 한의원 근처 빌라에 혼자 사시는 분인데 몇 년 전까지는 딸과 사위가 근처에 살다가 조금 먼 곳으로 이사했다.

"한의원이 이사 간 줄 알았어. 요 앞을 몇 바퀴를 돌았는지 몰라. 지나가는 사람 아니었으면 끝까지 못 찾을 뻔했어."

"오랜만에 오셔서 그런가 봐요. 오늘은 어디가 불편하세요?"

한의원 길 찾는 얘기를 오래 했다가는 삼십 분도 넘게 같은 얘기를 반복할 거 같아 바로 본론으로 들어갔다.

"어. 내가 요새 입이 바짝바짝 말라. 혀끝까지 말라. 이거 침으로 안 될까?"

침도 도움이 되지만 일단 몸속의 진액이 부족한 것이 원인이라며

탕약을 드시면서 침을 맞으시면 어떻겠냐고 여쭸다. 일단 침 며칠 맞아보고 약은 결정하시겠다고 하여 그리하시라고 말씀드리고 침을 놔드렸다. 할머니의 침 값은 무료다. 정확히는 국가가 부담하는 의료보호 대상자다. 따님은 아주 잘 사는 것 같던데 아마 따로 살기 때문에 그런 것이 아닐까 생각했다.

"내가 이것도 동사무소 가서 직접 신청한 거야. 우리 사위가 나보고 정말 똑똑하대."

의료보호 대상자 자격을 스스로 획득했다는 자부심이 역력한 할머니는 한의원 출입문을 열고 나가셨다.

"내일 또 올게."

다음 날 약속대로 다시 찾아온 할머니는 오늘은 별일 없이 잘 찾아오셨는지 길 찾기에 관해선 아무 말씀도 없으셨다.

"나 약 지어줘. 어제 침 맞으니까 좀 나은 거 같아."

"이왕 약 쓰시는 거 몸에 좋은 녹용도 넣으면 어때요?"

"녹용? 나 녹용 넣지 마. 죽을 때 힘들어서 못써."

그렇게 약 처방을 하고 할머니는 이 삼 일에 한 번씩 침을 맞으러 오셨다. 날마다 침을 맞으면 기운이 빠져 못 쓴다면서.

보름쯤 지나 또다시 한의원을 찾느라 애를 먹었다고 하셨다. 한의원 건물 입구에서 지하에서 올라온 사람이 문 안 열어 줬으면 여기 들어오지도 못했다고 하시면서. 한의원 건물 메인 출입문은 누가 열어 줄 필요가 없는 자동문이다. 더군다나 건물엔 지하층도 없다.

"할머니 혹시 치매 검사는 받으셨어요?"

"어. 검사받았지. 치매는 아니래. 치매가 아니고 건망증이래."

"건망증이요? 건망증이 심해도 그럴 수 있을 거 같아요."

"내가 치매약을 먹은 지 오래돼서 치매는 아니래. 건망증이 심하니 자주 가는 곳과 자주 만나는 사람 주소랑 전화번호를 적은 종이를 꼭 가지고 다녀."

그렇게 말씀하시는 할머니의 눈이 초롱초롱했다. 그건 정말 잘하셨네요, 라는 말을 하려는 찰나 할머니가 먼저 말씀하셨다.

"혹시 건망증 고치는 한약은 없어?"

얼굴만 봐도
느낌이 옵니다

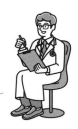

술 마시면 얼굴이 금세 빨개지는 사람들이 있다. 체내 알코올 분해 효소가 적어 나타나는 현상이라고 알려져 있는데 어느 날은 빨개지고 또 어떤 날은 많이 마셔도 얼굴색 하나 바뀌지 않는 걸 보면 간의 대사기능이 컨디션에 따라 다름을 보여주는 것이다. 매번 얼굴이 빨개지는 사람은 아무래도 주량을 줄일 필요가 있는데 얼굴색이 잘 안 바뀌는 사람도 잦은 음주는 간 기능을 떨어뜨릴 것이므로 건강할 때 지키는 것이 좋다.

일반인들도 서로 만나면 얼굴을 보며 안색을 살피고 요즘 얼굴 좋아 보인다, 건강해 보여, 얼굴이 반쪽이야, 무슨 일 있었어? 라고 말한다. 한의원에서도 환자가 원장실 문을 열고 들어오면 안색부터 살

핀다. 정확히 어디가 아픈지는 환자의 말을 통해 정확히 알 수 있으나 기본적으로 어떤 성향이고 어떤 장기가 약한지 실한지 정도는 안다.

얼굴의 안색은 다섯 가지 색으로 살필 수 있다. 청색, 적색, 황색, 백색, 흑색의 5가지다.

먼저 항상 얼굴이 붉거나 쉽게 붉어지는 사람이 있다. 얼굴에 모세혈관이 피부 표면으로 많이 드러나 있어 얼굴이 쉽게 붉어지는데 전반적으로 몸에 열이 많으면 얼굴이 붉다. 열에는 몸에 기나 진액이 부족하여 발생하는 허열虛熱과 체온계 상 열이 오를 정도의 실열實熱이 있는데, 실열의 경우 붉은 정도가 더 심하다. 심장이 약하여 조금만 뛰거나 빨리 걸어도 숨이 잘 차는 경우 얼굴이 술 먹은 사람처럼 붉어졌다가 시간이 지나면서 천천히 원래의 혈색으로 돌아온다.

얼굴이 노란 경우 실제론 누렇게 보인다. 어두운 황색을 보이면 위장에 염증이 있는 경우이고 늘 몸이 찌뿌둥하고 무거운데 특히 아침에 일어나기 싫을 정도다. 옅은 황색은 소화기가 타고나기를 약하거나 입맛을 잃어 식욕부진에 빠진 경우다.

얼굴이 창백한 경우는 혈액이 얼굴에 미치지 못한 빈혈 상태를 뜻한다. 몸이 허한 상태에서 실내온도가 낮은 곳에 오래 머무르면 이런 얼굴색을 보인다. 여름철 땀을 지나치게 많이 흘리거나 외상으로 출혈이 많은 경우 그리고 섭취한 음식의 종류와 상관없이 설사하는 경우 나타나는 혈색이다.

마지막으로 청색과 흑색은 만성 질환이 심하여 몸이 극도로 쇠한 경우다. 암이나 말기 질환자의 얼굴에서 많이 보이는 낯빛이다. 그리고 간경변과 신부전 환자의 얼굴에서 보이는 색이다. 병이 깊고 위중하면 얼굴빛이 더 어두워진다. 같은 신부전이라도 투석 받는 사람의 얼굴빛이 더 어둡다.

　참고로 얼굴이 통통하거나 마른 경우는 소화력과 비교하여 건강 상태를 판단할 수 있다. 얼굴이 통통하면서 음식을 잘 먹는 사람은 대식가이거나 몸에 노폐물이 많은 상황이고 얼굴이 마르면서 식사를 잘하는 경우는 당뇨나 갑상선甲狀腺 기능항진 등 대사기능이 활성화된 경우이고 식사를 잘 못 하는 경우는 만성 소화불량에 시달리는 경우다.

혀로도 알 수 있는
당신의 건강 상태

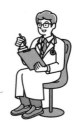

"혀가 이래서 매운 걸 전혀 먹을 수 없어요." 혀 가운데가 협곡처럼 깊게 갈라진 여자 환자가 혀를 내보이며 말했다. 한국 사람치고 매운 음식 좋아하지 않는 사람이 드문데 좋아하는 떡볶이와 김치찌개를 먹지 못한다고 하니 안쓰럽기까지 했다. 예민한 성격인 것으로 보아 화가 넘쳐 얼굴에 올라와 진액을 말리는 상황이었다. 단기간에 해결될 상황이 아니라 마를 일 년 이상 꾸준히 먹게 했다. 그로부터 6개월이 지나 방문한 여자의 혀는 갈라진 틈이 많이 메꾸어져 있었다. 그런데 요즘은 매운 음식 잘 안 먹는다고 말했다. 자극적인 기호도 안 하면 싫어지는 것이다.

한의학에서 혀를 살펴 몸을 진찰하는 행위를 설진舌診이라 부른다. 혀는 몸의 영양상태는 물론 소화기를 비롯한 오장의 기능을 파악하는데 중요한 정보를 제공한다.

평소 양치질을 하면서 혀를 말끔히 닦는 분들이 많다. 미용 목적이든 구취 해소를 목적으로 설태를 닦아내는데 설태는 적당히 끼어 있어야 몸이 건강한 상태이다.

설태가 없으면서 혀가 붉은 경우는 몸에 열이 많음을 의미한다. 몸에 열이 많아지면 혈관이 확장되고 혈류량이 늘어난다. 그러면 피부 표면의 모세혈관에 충혈이 나타나는데 결과적으로 혀가 붉어진다. 얼굴색이 붉은 것도 같은 맥락에서 이해할 수 있다.

설태가 적당히 끼어 있어야 정상인데 설태가 없다는 건 몸의 진액이 부족한 것인데 입맛이 줄어 음식 섭취량이 적거나 침의 분비가 적어서 나타나는 것이다. 침이 부족하면 입안과 입술이 마른 느낌이 들게 되는데 더 심해지면 혀가 갈라지기 시작한다.

평소 갈증을 자주 느낄 때 거울로 혀를 관찰해보면 혀의 돌기가 솟아있고 조금씩 갈라진 틈이 보이는데 진액이 부족하면 틈이 더 깊어진다. 패인 부분에 매운맛과 같은 자극성 음식이 닿으면 혀가 따끔거리고 아픈 증상이 나타난다.

혀에 백태가 흰색으로 선명하고 두꺼운 경우는 몸에 노폐물이 많다는 증거다. 몸이 차고 추위를 잘 탈 때도 백태가 두꺼워진다. 소화력이 떨어지면 분해가 덜 된 음식의 정체 시간이 길어진 것이 혀에 반영된 것이다. 술을 자주 마시는 분에게 이런 혀가 나타난다.

혀에 황색의 태가 나타나기도 한다. 몸에 열이 많고 염증이 많을 때 나타나는 징후다. 검은색의 태가 나타나는 경우 얼굴에 검은색이 드러날 때와 같이 병이 깊거나 위중한 경우를 말한다. 그리고 황태가 나타나는 것보다 심한 열이 있을 때도 흑태黑苔가 나타날 수 있다.

혀가 보랏빛을 띠는 건 몸에 어혈이 많다는 뜻이다. 어혈은 순환이 안 되어 정체된 혈액 찌꺼기를 말하는데 어혈이 있으면 근육통을 예를 들면 한군데가 콕콕 쑤시듯 아프다. 아픈 부위가 고정적인 특징이 있다.

혀끝의 돌기가 도드라져 있고 평소보다 붉다면 심화心火가 많음을 뜻한다. 심장에 열이 많아지는 건 가슴에 열이 많이 쌓이고 답답한 것이 원인인데 부정맥이나 협심증이 있거나 공황장애나 우울, 불안증이 있을 때 많이 보인다. 미취학 아동에게 이런 혀가 보이는 건 정상이다. 성장기 아이들이 몸에 열이 많아 나타나는 현상이기 때문이다.

고침단명 이유

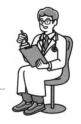

　　한의학이 동양철학에 근거하여 발생한 만큼 병의 원리를 설명하는 용어도 사자성어인 경우가 많다. 한의학 전공 시험을 치르면 당연히 한자로 답안을 제출하는 것이 원칙이다. 간혹 시간이 없어 한글로만 쓴 다던지 한자의 획을 제대로 채우지 못한 답안은 감점되었던 기억이 난다. 시험을 치른 학생들 다수가 의미를 알고 있어도 시험의 변별력을 높이기 위해 혹은 뜻은 알아도 한자를 제대로 외우고 있는지 확인하고 싶은 게 채점하시는 분의 마음이리라.

　　고침단명高枕短命이라는 말은 높은 베개에 기대어 눕는 습관이 반복되면 수명이 짧아진다는 격언이다. 높은 베개를 사용하면 수명이 짧아진다는 건 아무도 실험한 바가 없다. 대규모의 인구에 대한 후

향적 조사를 하려면 막대한 비용과 시간이 투여되고 결과를 얻어봐야 특별한 실익이 없어 보인다. 코로나19 전염병이 유행하자 글로벌 제약회사들이 백신과 치료제 개발에 많은 투자를 하는 건 백신과 치료제 개발이 그들에게 막대한 경제적 이익을 가져다줄 것이기 때문이다. 돈이 안 되는 일이라 고침단명의 원리를 연구할 가능성은 앞으로도 없을 것이다.

직접 연구는 할 수 없어도 높은 베개가 건강에 좋지 않은 이유에 대해 유추해 볼 수는 있다.

평소에 높은 베개를 사용하면 고개가 앞으로 기울어지면서 자칫 기도가 좁아질 수 있다. 그러면 몸에 만성적인 저산소 환경이 조성된다. 여기에 비염과 축농증까지 있다면 수면 시 무호흡이 증가하여 저산소 증이 더 심해질 수 있다.

저산소 환경으로 뇌와 인체 각 조직이 제 활동을 영위할 수 없어 본연의 기능이 저하될 수밖에 없다. 시력이 떨어지고 청력이 떨어지면서 이명이 나타나고 입안이 떫고 건조한 증상이 나타날 수 있는 것이다.

높은 베개를 오래 사용하면 목 근육이 긴장되면서 경추신경의 소통을 방해할 수 있다. 그 결과 손가락의 감각이 저하되고 저림증이 나타날 수 있고 하부 척추 주변의 통증과 감각 이상을 유발할 수도 있다.

따라서 취침 시 좀 낮은 베개를 사용하고 사무직 종사자의 경우

고개를 수시로 뒤로 젖혀주는 동작을 취하면 호흡의 질이 개선되어
몸 안의 산소가 충만한 환경을 만들 수 있다.

전유성의 휴게소

네팔 루크라, 여기가 어디냐 하면 에베레스트 올라가는 길목에 있는 지
명이다. 그곳에 가면 '하얀토토병원'이 있다. 한국 사람들이 그곳에 사
는 사람들을 위해 만들어준 병원이다. 그때 약 모으기 운동을 잠깐 했
는데 그때 쓴 광고 카피가 "당신 서랍 속에 있는 약들로 한동네 약국이
만들어집니다"였다.

마황 없으면 재미없어

"100% 책임감량. 효과 없으면 전액 환불."

한때(요즘도 TV 홈쇼핑에선 간혹 보이기는 하지만) 인터넷은 물론 지역 신문 광고에 자주 나오던 다이어트 홍보 문구다. 나 같은 새 가슴은 저런 홍보 문구를 도저히 못 쓰겠다. 어차피 살을 빼야 하는 당사자는 환자 본인인데 본인이 음식 절제를 안 하고 운동도 게을리하면 살이 빠질 리가 없을 것이다. 저렇게 홍보하는 사람도 그걸 노렸을 것이다. 나중에 살이 하나도 안 빠져 찾아가면 이렇게 말할 것이다.

"고객님이 운동은 이렇게 하고 음식은 저렇게 드셔야 하는데 제대로 지키지 않으셨으니 저희는 책임이 없어요."

다이어트를 원하는 환자들이 은 대부분 얼마 동안 얼마만큼 빠지느냐에 관심이 많다.

"이 약 먹으면 얼마나 빠질까요?"

이런 질문을 받으면 체중은 얼마 빠지지 않아도 옷은 헐렁해질 거라고 말한다. 그렇게 말하는 이유는 다이어트 한약이 체지방을 줄이는 효과가 있기 때문이다. 이는 체지방을 줄이는 마황이라는 약재의 역할이다. 마황은 의약품으로 분류되어 있어 일반인이 식품으로 구매할 수 없다. 환자들은 이왕 비용을 들여 다이어트를 하는 만큼 단기간에 살이 많이 빠지기를 바란다. 마황이 식욕억제 역할도 하므로 무조건 많이 넣어달라고 한다.

"마황 너무 많이 섭취하면 간 수치 올라갈 수 있어요. 살 빠지는 게 좀 느리더라도 본인 체중에 맞추어 안전 용량을 드시는 게 좋습니다."

이 말에 수긍하는 환자가 반, 그렇지 않은 환자가 반이다. 만성 허리 통증에 몇 차례 치료를 받고 좋아졌던 여성 환자가 다이어트 한약을 원하여 식욕억제 성분이 몸에 무리가 갈 수 있어 생각보다 적게 처방할 수 있다고 설명했더니, "그럼 됐어요. 좀 더 알아볼게요."라고 말한 후 진료실을 나갔다.

그로부터 석 달 후 그 환자가 찾아왔다. 여기저기 알아보다 본인이 원하는 처방을 해 준 한의원을 찾아갔다고 했다.

"그때 원장님 말씀들을 걸 그랬어요. 마황 잔뜩 넣은 한약 먹고 간 수치가 300까지 올라 입원까지 했어요."

이 환자는 단지 마황만이 문제가 아니었다. 산후 우울증을 앓고 있던 터라 날마다 술을 마시는 습관이 있었다.

오래전 한의사 선배들과 다이어트 관련 얘기를 하다 보면 늘 하시는 말씀이 있었다.

"마황 없으면 재미없어."

전유성의 휴게쇼

사람 사는 일이 어찌 보면 자랑만 하다가 저 세상으로 가는 게 아닌가 싶다. 아이 가진 자랑, 아이가 말하기 시작했다는 자랑, 공부 잘한다는 자랑, 우등상 받았다는 자랑, 달리기 잘한다는 자랑, 선생님 흉내 똑같이 내는 자랑, 노래 잘한다는 자랑, 키 크다고 자랑, 팔씨름 잘한다고 자랑, 자랑할 게 없으면 기죽는다. 외롭다는 말이 뭘까? 자랑할 데가 없기 때문이 아닐까? 자식 자랑, 조상 자랑, 재산 자랑, 사위 자랑, 며느리 자랑, 자랑할 게 없으면 못살아 정말 못살아~. 돈 자랑, 미모 자랑, 고친 거 자랑, 집 자랑. 나이 먹어 나중에 자랑할 게 없으니까 의사 말 안 들은 걸 자랑하더라니까. 이빨 뽑고 세 시간 만에 소맥 마셨어, 장에 있는 용종 3개 떼어내고 그날 밤 고량주 마셨어, 백내장 수술하고 그 다음 날 2차 갔어. 세상에! 자랑할 게 없으니 별걸 다 자랑하더라구! 그놈이 나야.

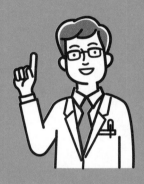

보약 두 첩

혈액검사에서
흔히 접하는 문제

내 몸
보약은
내가
만든다

철분결핍성
빈혈이래요

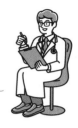

"당귀 달인 물로 세안을 하면 얼굴이 백옥 같아진다네." 오래전 허준 드라마가 한참 인기를 끌 무렵 등장인물이 이렇게 말했던 것이 기억이 난다, 얼굴빛도 혈액 순환이 잘돼야 밝아지는데 당귀는 피를 잘 돌게 하고 여성의 자궁 건강에 좋아 생리불순을 해결하고 생리통을 완화하는 데 도움이 된다.

이제부터 본격적으로 삼다三茶 요법을 시작해 보겠다.

빈혈의 치료법은 건위보혈健胃補血이다. 자세한 설명에 조금 있다가 하겠다. 여기에 부합하는 세 가지 약재를 안내한다.

당귀, 백작약, 상기생桑寄生 (뽕나무겨우살이 전초)

당귀는 보혈에 있어 없어서는 안 될 정도로 중요하다. **백작약**은 진액을 수렴하여 몸 안에 잘 지켜둔다. **상기생**은 임산부의 태동을 안정시키는 효능이 있고 정혈을 보강하므로 빈혈 치료에 도움이 된다.

건강 검진 시 혈액검사의 많은 항목 중 헤모글로빈은 빈혈을 진단하는 기준이다. 여기에 철분 함량이 기준치에 못 미치는 경우 철분결핍성빈혈이라 진단한다. 철분의 결핍이 주요 원인이지만 증상과 원인의 측면에서 일반 빈혈과 크게 다를 바 없다.

빈혈은 사고나 기타 주기적이고 반복적인 출혈로 혈이 모자란 직접적인 이유가 있고, 적혈구가 파괴되거나 잘 생성되지 못하는 것도 원인이 된다.

철분결핍성빈혈은 철분의 흡수 및 섭취가 줄어들 때 주로 발생하나 아기들이나 임신했을 때처럼 철분 요구량이 많은 경우 잘 유발된다. 그리고 앞서 말한 것처럼 주기적이고 과도한 출혈이 문제인데, 여성에게 있어서 생리량이 과도하게 증가하거나 자궁근종 등으로 부정기적 출혈량이 많을 때 그리고 위염이 심해 위출혈이 나타날 때 빈혈에 빠질 수 있다.

위장관 출혈 시엔 배변 시 색이 검은 변이 자주 나올 수 있다. 치질이나 치열이 있어 붉은 피가 휴지에 묻는 것과는 대비가 된다.

철분결핍성빈혈의 증상은 얼굴에 혈색이 창백해지고 소화기가 약한 경우 누렇게 떠 보이는 모습을 보인다. 추위를 잘 타고 앉았다 일어설 때 혹은 자세 변화에 따른 현기증이 많이 나타난다. 쭈그려 앉아 있다가 일어설 때 휘청거리는 증상이 자주 나타나는 것이다. 정상인도 밥 안 먹고 육체를 많이 혹사하면 이런 증상이 나타날 수 있다.

전반적인 의욕 저하가 특징이고 다리에 힘이 빠지고 장년 이상에선 골밀도가 떨어지기도 한다. 다리에 힘이 없으면 산책 등 가벼운 운동도 부담스럽고 가까운 거리라고 차량을 이용해야 하기도 한다.

각 장기가 제 기능을 하지 못하므로 위장기능 저하, 간과 콩팥 기능 저하로 몸에 노폐물이 쌓이기 쉽다. 여기에 당뇨까지 있으면 혈액 자체가 탁하고 콩팥의 걸러주는 기능이 차질이 있어 섭취하는 음식물에 상당한 제한이 걸리게 된다.

콩팥이 좋지 않으면, 특히 사구체 여과율GFR, Glomerular filtration rate 이 떨어지면 단백뇨와 부종이 나타나고 인체 무기력증이 더 심하게 된다. 사구체 여과율 값을 통해 신장 기능이 몇 프로 남았다고 얘기를 하고, 수치가 매우 낮은 경우 투석의 과정을 겪게 되는 것이다.

결국 혈액 자체의 윤택함이 우리 장기의 기능을 원활히 해주므로 빈혈이 있다면 적극적으로 치료를 해야 하는 이유다. 철분 값이 낮다면 철분제를 일정 기간 복용할 필요도 있고 시금치와 같은 철분이 풍부한 채소를 먹는 것도 좋다. 콩팥이 좋지 않을 때 채소는 끓은 물에 데쳐서 칼륨 성분을 줄이는 것이 좋다.

치료 원리는 건위보혈健胃補血이다. 피도 먹은 음식물에서 생성되므로 위장기능이 좋아야 하고 위를 건강하게 해야 한다. 이것이 건위健胃이고 보혈은 섭취한 음식물에서 피를 잘 만들 수 있도록 돕는 것이다.

전유성의 휴게소

아주 오래 전에 우리 동네에서는 '철분이 부족하면 녹슨 못을 물에 담갔다가 그 물을 마시면 철분 성분이 몸속으로 들어가서 빈혈이 사라진다'는 믿거나 말거나 이야기가 있었지요. 그때는 그랬다니까요. 요즘엔 누가 그러겠어요.

콩팥이 안 좋으면
칼륨을 피하라는데

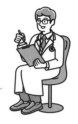

자고 나면 얼굴이 잘 붓고 푸석거려 화장도 잘 받지 않는다면 몸에 노폐물이 많이 쌓인 증거다. 노폐물을 빼는 방법은 두 가지다. 땀으로 빼는 방법과 소변으로 배출하는 방법이다. 복령과 저령은 소변을 통해 노폐물을 배출하는 효능을 가지는데 성질이 담백하여 많이 섭취해도 부작용이 거의 없다. 얼굴이 자주 붓는 경우 상시 복용하면 피부가 맑아진다.

신장은 한 번 나빠지면 정상으로 돌이키기 힘들다. 따라서 건강할 때 지켜야 하고 몸에 부종이 생기면 미리 몸 안의 노폐물을 배설하여 신장에 부담이 가지 않도록 예방해야 한다. 여기에 도움이 되는 3

가지 약재를 소개한다.

 복령, 저령猪苓**, 계지**(계수나무 어린 가지)

정체된 수분을 제거하는 데 **복령**과 **저령**의 효과가 좋은데 함께 섞으면 수분을 제거하는 작용이 더욱 커진다. 여기에 따뜻한 성질의 **계지**는 정체된 수분이 노폐물인 담음으로 발전하는 걸 막아준다.

칼륨이란 성분을 들어보셨을 것이다. 칼륨은 나트륨과 더불어 전해질 상태에서 혈압을 조절하기도 하고 몸의 노폐물 배설에 중요한 역할을 한다. 칼륨은 세포 내에 주로 존재하고 나트륨은 세포 밖에 주로 분포하는 특징이 있다.

칼륨은 대부분 채소나 과일에 많이 함유되어 있다. 바나나나 고구마 같은 게 칼륨이 풍부하고 콩에도 상당량 함유되어 있다.

칼륨이 풍부한 식품은 나트륨의 체외 배설을 촉진한다. 나트륨이 많이 있으면 칼국수에 김치를 곁들어 먹으면 나트륨 덩어리를 일시에 많이 섭취하는 것이고 체내 수분의 저류를 유발한다. 그러면 혈관 내압이 증가할 수 있으므로 혈압이 상승할 수 있다. 국물 종류의 음식은 당연히 고혈압 환자가 피해야 한다.

따라서 고혈압에 좋은 식품은 칼륨이 풍부한 음식이다.

그런데 고혈압이 오래되거나 아니면 지병은 없더라도 나이가 들면 혈관의 노화로 순환 기능이 떨어진다. 순환이 떨어지면 노폐물을 걸러주는 기관인 신장의 기능이 떨어지게 된다. 여기에 당뇨를 오래 앓았다면 신장은 더 나빠진다. 이를 당뇨병성 신증이라 부른다. 본인도 모르게 신장 두 개 중 하나가 그 기능을 못 하기도 하나 당뇨로 말초 순환에 장애가 나타나면 신장이 나빠질 수 있는 것이다. 신장이 제 기능을 못 하는 상태를 신부전이라 부르는데 초기를 급성 그리고 오래되면 만성신부전이라 한다.

만성신부전은 사구체 여과율의 정도에 따라 다섯단계로 나뉘는데 5단계부터는 투석을 하게 된다. 신장은 한번 나빠지면 돌이킬 수 없으므로 예방이 최선이다. 신장 기능이 저하되면 칼륨이 혈압에 좋다고 몸속에 과잉 축적되면 좋지 않다. 필요 이상의 양은 몸 밖으로 배출되어야 하는데 신장 기능이 떨어지면 이 일을 못 하게 되는 것이다.

신장이 칼륨을 걸러주지 못하여 혈액 중에 농도가 상승한다면 고칼륨혈증이 되는데 근육이 마비나 부정맥이 유발될 수 있다. 따라서 신부전 환자는 칼륨이 풍부한 식품을 피할 필요가 있고 채소의 경우 물에 푹 불려 삶은 뒤 조리하여 드시는 것이 좋다.

신장이 약한 사람이 몸을 보강하는 한약을 복용하고 싶다면 우선 한약재도 식물성이 많아 칼륨이 전혀 없을 수는 없다. 다만 칼륨이 적게 함유된 약재를 중심으로 일일 칼륨 섭취량에 훨씬 못 미치게 처방한다면 체력도 올리고 신장을 튼튼히 하는 데 도움이 된다.

소변에서
거품이?

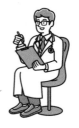

　　여름철엔 떨어진 기를 보충하기 위해 보양식을 섭취한다. 복날이면 삼계탕이나 황기 백숙을 드시는 경우가 많다. 인삼과 황기가 들어가는 건 이들이 기를 보충하는 효능을 가지고 있기 때문이다. 기가 허하면 낮에 활동할 때 땀을 자주 흘리게 되는데 기를 보충하여 이를 예방하는 것이다. 특히 황기는 땀을 지나치게 많이 흘리는 경우 땀으로 인한 체액 손실을 막는 효능이 있다. 다 같이 식사하다 유독 땀을 많이 흘리는 사람에게 도움이 되는 약재가 황기다.

　　소변을 맑아지게 하는 데 도움이 되는 세 가지 약재는 다음과 같다.

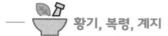 **황기, 복령, 계지**

황기는 단백뇨를 줄이는 효과가 널리 알려져 있고 **복령**은 몸 안에 정체된 수분을 배출하는 작용뿐 아니라 심장 두근거림 해소에도 도움을 준다. 심장이 덜 두근거린다는 건 심장이 수축할 때 혈액을 충만하게 내보내기 때문이다. **계지**는 혈맥을 따뜻하게 하여 혈액 순환을 개선한다.

단백뇨는 소변에서 단백질이 검출되는 증상을 말한다. 소변에서 단백질이 검출되지 않거나 미량 배출되는 건 정상이지만 하루 150mg 이상 나오는 경우를 의학적으로 관심을 가지고 치료가 필요한 단백뇨라 볼 수 있다. 요단백의 주성분은 알부민이다.

단백뇨는 신장 자체의 원인으로 발생하는데 특히 소변을 걸러주는 사구체 모세혈관 흐름의 이상으로 유발된다. 단백질 자체는 여과되지 않거나 재흡수되는 게 원칙이지만 이런 기능에 문제가 생긴 상황이다.

단백뇨를 유발하는 신장의 문제로는 신장염, 신증후군(많은 양의 단백뇨가 나오는 게 특징), 방광염, 요도염 등이 있다.

신장에 문제가 없으면서도 단백뇨가 나올 수 있다. 마라톤처럼 오랜 시간 동안 달리기를 하거나 서 있는 경우 그리고 임신한 경우다. 세 가지 경우를 유심히 살펴보면 몸 아래쪽으로 피가 몰릴 수 있는 여건이 조성된다는 점이다. 이런 경우 신장 정맥에 혈액이 몰려 정체하기 쉬운 환경을 만들어 사구체 모세혈관의 흐름이 나빠질 수 있다. 그러면 단백뇨가 나타날 수 있다. 신장이 원인이 아닌 경우 단백뇨를 유발하는 과도한 운동이나 자세의 변화 그리고 출산 후엔 자연스레 소실된다.

환경적 요인으로는 너무 뜨겁거나 차가운 곳에 있는 것이 단백뇨를 유발할 수 있다. 차갑고 뜨거운 환경은 혈액순환을 방해하고 신장으로의 혈류도 떨어지기 때문이다.

신장과 심장 사이의 부조화로 단백뇨가 생길 수도 있다.

한의학에서 신장과 밀접한 장기는 심장이다. 심신불교心腎不交란 말이 있다. 심장과 신장이 교류하지 못한다는 뜻이다. 이는 심장의 기능이 저하되면 신장의 역할 역시 영향을 받는다. 실제로 심장에서 내보내는 혈액량의 20% 정도가 신장으로 보내진다. 심장 기능의 저하로 충분한 혈류가 신장으로 전달되지 않는다면 단백뇨를 유발할 수 있다.

단백뇨가 나타날 수 있는 심장질환으로는 고혈압으로 좌심실 비대가 나타나는 경우가 있는데 높은 혈압으로 좌심실 근육이 두꺼워지는 상황이다. 피를 한 방향으로 보내고 역류를 방지하는 심장 판막의 이상으로 다리에 폐와 다리에 부종을 일으키는 울혈성심부전 역시 단백뇨를 유발할 수 있다.

단백뇨가 있다면 염분 섭취를 제한할 필요가 있고 부종이 심하다면 수분도 절제하는 것이 좋다. 단백뇨가 있다면 심장에서 신장으로의 혈액의 흐름을 개선하는 방법으로 치료하면 좋아질 수 있다.

간 수치가
높다는데?

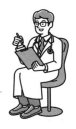

보통 여자가 남자보다 알코올 분해 효소가 적다고 알려져 있다. 그래서 여성에게 숙취가 더 심하다고 하는데 술을 지나치게 많이 마시면(그날 몸 상태를 고려하지 않고 많이 마시면) 남녀를 불문하고 다음 날 몹시 괴로운 상태가 이어진다. 적당한 숙취라면 사우나에서 땀을 좀 빼면 풀리지만 이 정도 레벨을 넘어선 숙취. 한의학엔 이런 상태를 수입즉토水入即吐라 한다. 물만 마셔도 토하는 상황이다. 아무리 숙취에 좋은 꿀차나 기타 음료를 마셔도 그대로 토하게 된다. 이런 경우 해결법은 잠이다. 누워서 눈을 감으면 주변이 핑핑 도는 상황이 있더라도 우주 공간에서 유영하는 우주인처럼 몸을 맡겨라. 잠깐의 취침 이후 물을 마셔도 되는 상태가 온다. 머리는 여전히 아프더라도.

간 수치 개선에 좋은 약재는 다음과 같다.

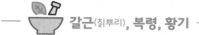

갈근(칡뿌리), 복령, 황기

갈근은 간 수치 개선에 도움이 되고 **복령**은 간의 해독작용을 돕고 **황기**는 간의 세포 재생 능력을 도와주는 효능이 있다.

간이 안 좋은 양상은 간세포의 파괴와 문맥압 항진의 형태로 나타난다. 간세포의 파괴는 괴사와 섬유화로 이어지고 항진된 문맥압으로 인한 비장종대, 대변 출혈, 복수 등은 간경변을 암시하는 증상이다.

간경변에 이르지 않더라도 혈액검사를 통해 간과 관련된 여러 수치 결과를 얻을 수 있는데 이 값들의 의미에 대해 알아보겠다.

흔히 간 수치라고 하면 AST~asparate aminotransferase~, ALT~alanine aminotransferase~를 말한다. AST는 심장근육과 간에 많이 분포되어 있고 ALT는 간에 함유된 효소다. 정상범위는 40U/L 미만이다.

AST, ALT가 정상보다 높다면 간세포가 파괴되어 간염과 같은 간 질환이 유발되었음을 암시하는데 ALT가 간 질환 유발에 더 의미 있는 상승치를 보이므로 ALT가 정상이고 AST만 상승하면 급성심근경색과 같은 심장질환을 암시할 수 있다. AST, ALT는 골격근에도 많이 포함되어있어 극심한 운동을 한 경우 값이 올라가기도 한다. 정신적 육체적 스트레스로 심장과 근육이 손상될 수 있는 만큼 반드시 술을 마시지 않아도 간 수치가 오를 수 있는 증거다.

황달 수치라 알려진 빌리루빈Bilirubin값은 적혈구의 파괴로 인한 용혈성溶血性 빈혈, 간염, 간경화, 췌장염 등에서 값이 상승할 수 있다. 수치가 높으면 눈으로 확인 가능한 황달이 나타나는데, 눈의 흰자까지 노랗게 보일 수 있다.

ALPAlkaline Phosphatase는 간과 담관 그리고 골 질환이 있으면 값이 증가하고 감마-GTr-glutamyl Transferase은 술을 마셔서 유발된 간염에서 값이 증가하는데 담즙에 막힌 경우엔 ALP와 함께 값이 상승한다.

알부민albumin은 단백질의 하나로 간경변으로 간의 합성기능이 떨어지면 알부민값도 떨어진다. 이와 더불어 부종과 복수가 심해질 수 있다.

간 수치 개선에는 시중에서 쉽게 구매가 가능한 우르소데옥시콜린산 성분의 간 보호 약제가 도움이 된다. 한약재들의 간 수치 하강과 간 보호 작용을 검증하는 연구에서 비교 물질로 우르소데옥시콜린산을 자주 사용한다.

갑상선에
가장 안 좋은 건?

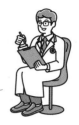

밤늦은 시간까지 스마트폰을 보는 경우가 있다. 잠이 안 와서 그럴 수도 있고 재밌는 콘텐츠가 시간을 뺏기 때문일 수도 있다. 눈부시게 빛나는 작은 화면을 오래 보다 보면 눈이 건조해진다. 안구가 마르면 물체의 상이 흐려지게 된다. 시력은 좋음에도 불구하고 물체가 뿌옇게 보이거나 주변 사람의 이목구비가 불명확하게 보이기도 한다. 이럴 때 결명자를 꾸준하게 먹으면 좋다. 물론 어두운 곳에서 스마트폰을 너무 오래 보지 않는 게 우선이다.

우선 갑상선에 좋은 세 가지 약재를 공개한다.

하고초(꿀풀), 결명자, 포공영(민들레)

하고초와 **결명자**는 스트레스로 인한 간의 화를 내리는데 도움이 되고 **포공영**은 항염증 작용외에도 소통을 통해 뭉친 것을 풀어주는 효능이 있으므로 갑상선 순환에 도움을 준다.

갑상선 혈액검사 수치를 보면 T3triiodothyronine, T4thyroxine, TSHthyroid stimulating hormone 가 있다. 흔히 말하는 갑상선 호르몬은 T3, T4를 말한다. T4는 갑상선 자체에서 생산하고 T3는 다른 장기에서 T4가 분해되어 만들어진다.

갑상선 호르몬은 인체 각 조직의 대사기능을 담당한다. 대사는 섭취한 음식물을 통해 에너지를 얻고 노폐물을 배설하는 과정을 말한다. 갑상선 호르몬을 합성할 땐 적당한 양의 요오드가 필요한데, 한국인은 김과 미역을 즐겨 섭취하므로 공급량은 충분하리라 여겨진다. 생선에도 요오드 함량은 높은 편이다.

위장에서 흡수한 요오드는 갑상선이 호르몬을 만들 만큼만 섭취하고 나머지는 콩팥에서 걸러져 배설된다. 해조류를 많이 먹는다고 모두 갑상선이 흡수하는 건 아니라는 얘기인데 이 말은 T3, T4가 높은 갑상선기능항진증 환자가 해조류를 절제할 필요는 있어도 완전히 피할 필요는 없다는 얘기다.

대사에 직접 관여하는 갑상선호르몬을 조절하는 것이 TSH다.

갑상선자극호르몬인데 뇌하수체에서 분비된다. 한편 TSH는 시상하부에서 분비되는 TRHthyrotropin-releasing hormone의 자극으로 분비량이 늘어난다. 갑상선호르몬이 부족한 갑상선기능저하증엔 갑상선호르몬 분비를 늘려야 하므로 TSH값이 오르고 반대 경우인 갑상선기능항진증엔 TSH값이 떨어진다. 결국 T3, T4는 TSH, TRH와 반대로 작용하여 인체 기능을 조절하는데 이를 음성 되먹이기negative feedback이라 부른다.

갑상선 호르몬은 TSH에 의해서 조절되고 TRH의 자극이 중요하다. TRH는 시상하부에서 분비되는데 시상하부는 감정이 신체적 증상으로 나타나는 데 관여한다. 따라서 대뇌에서 외부 자극에 대한 감정의 변화가 시상하부를 통해 신체화 반응으로 나타난다는 사실이다.

따라서 분노, 불안, 초조, 슬픔, 우울의 감정은 TSH의 분비에 영향을 주어 갑상선호르몬 수치를 정상보다 높이거나 낮출 수 있다. 그래서 갑상선기능저하증과 항진증, 갑상선결절과 암 모두 정신 신경이 안정되지 못하는 상태가 발병 인자로 작용한다. 갑상선 질환이 여성에게 더 많이 나타나는 건 사실이지만 나이가 젊어도 발병이 잘 되는 이유는 바로 이것이다.

갑상선에 암이나 결절이 생기는 원인은 정확히 알려진 바가 없으나 진료한 환자들에겐 정신적 스트레스가 오랫동안 쌓여 있다는 공통점이 있었다. 앞에서 시상하부와 갑상선자극호르몬의 관계에서도 알 수 있듯 평소 평정을 유지할 필요가 있다. 정신적 피로는 주로 분노의 감정과 이어지기 쉽고 이는 간에 영향을 미친다.

전유성의 휴게소

민중들을 가리키는 말로 '민초'라는 말을 사용하는데 '민초'란 '생명력이 끈질긴 민들레'를 나타내는 말이라더군요. 눈 속에서도 살아 있는 민들레를 보면서 같이 산행한 스님의 말씀입니다.

보약 세 첩

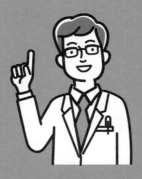

**정신건강
지키기**

내 몸
보약은
내가
만든다

아! 세로토닌

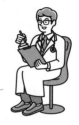

'왜 저렇게 땅만 보며 다닐까.'

길거리에서 지나가는 사람을 붙잡고 조상의 은덕이 넘쳐나니, 도에 대해 잠시 얘기를 나눌 수 있을까요, 라고 말하는 사람들이 주로 어떤 사람에게 말을 거는지 관찰해본 적이 있다. 이들은 주로 강한 인상이 아니면서 자신감이 떨어진 모습으로 걷는 사람들을 노리는 것 같았다. 대가 센 사람에게 말을 걸다 자칫 화를 입지 않을까 하는 두려움도 있을 것이다. 모르는 사람에게 말을 걸고 설득하는 일이 쉬운 일이 아닐 테니. 자신이 없어 보이는 사람을 상대해야 성공률이 높으므로 종일 걸어 다니는 수고로움을 덜 수 있을 것이다. 길거리를 걸을 땐 당당하게 고개를 들고 걷자.

부교감신경을 활성화하면 마음이 편해지는데 가벼운 걷기 운동부터 시작하시면 좋다. 더불어 아래 약재가 도움이 된다.

 향부자, 단향(늘푸른 떨기나무의 줄기)**, 감초**

향부자는 간을 소통시켜 기의 흐름을 원활하게 한다. 우울증 치료에 많이 약재다. **단향**은 정신 소모로 소화력이 떨어진 것을 회복한다. **감초**는 불안으로 인한 심장 리듬을 안정시킨다.

일반적으로 호르몬은 어떤 장기에서 소량이 생성된 후 멀리 있는 장기에 도달하여 그 장기의 기능을 조절한다. 주로 혈액을 타고 이동한다. 혈액순환이 잘 안 되면 호르몬이 필요한 곳에 잘 도달하지 않으므로 호르몬을 받아야 할 장기가 그 기능을 잘 못 하게 된다. 멀리까지 이동해야 하므로 호르몬은 일반적으로 안정적인 형태를 유지하는 편이다.

그런데 국소 장기에서 분비되어 그 장기의 기능 조절만 하는 국소 호르몬도 있다. 그래서 장기 자체에서 분비되어 스스로 기능을 유지하는 물질인 오타코이드autacoid라 부르기도 한다.

세로토닌은 겨울철에 부족해져 우울증을 유발한다고 알려져 있다. 사람의 기분이나 감정을 조절하는 신경전달물질로 중추신경계에서 합성한다. 사람이 신경 쓸 일이 많고 원하는 바를 이루지 못하는 상황에선 우리 몸 스스로 분비량을 늘리기도 한다. 그래도 전체적인 총량이 부족하다면 우울한 마음이 들 수 있다. 불안증이나 강박 증상 역시 세로토닌의 부족과 관련이 깊다.

그런데 세로토닌은 위장관 활동을 촉진하여 소화 기능을 도와준다. 세로토닌이 부족하다면 위장기능 역시 저하될 수 있다는 얘기다.

세로토닌은 부교감신경을 자극하여 맥박을 느리게 한다. 그러면 가슴이 자주 두근거리는 증상이 완화하고 마음이 편해질 수 있다.

신경정신과에서 많이 처방하는 SSRI 계열의 항우울제, 즉 선택적 세로토닌 재흡수 억제제가 바로 이원리를 이용하는 것이다. 장기 복용 시 입 마름과 남녀 모두에게 성욕 감퇴와 건조증을 유발하기도 하지만 정신적으로 누그러뜨리는 작용을 한다. 그런데 의욕이 같이 떨어지는 문제가 생기기도 한다.

전유성의 휴게소

나 어릴 때 우리 할머니는 '밥 먹고 바로 자면 소가 된다'고 겁을 줬지요. 사실은 밥 먹고 바로 잠들면 위 기능이 쉬기 때문에 소화에 도움이 안 된다는 조상들이 지혜가 담긴 민간처방이었던 셈이지요. 할머니는 '남 흉보지 마라. 남 흉보면 나이 들어 그 사람처럼 된다'는 잔소리를 했지요. 어릴 때 배 나온 사람들을 보면 속으로 흉을 많이 봤지요. 얼씨구! 내가 나이가 드니까 흉봤던 대로 내 배가 뽈룩 나와 있더라구요 ㅎㅎ

강박증에 불안하고
잠까지 안 올 때

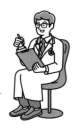

모임이나 회식 자리에서 여러 사람이 마주 보고 앉아 식사나 술을 마시는 동안엔 돌아가면서 한마디씩 하게 된다. 한 사람이 말하고 나면 듣던 다른 사람이 "맞아요. 맞습니다."라며 동조하거나 "그건 아닌 거 같은데요."라고 말하며 긴장감을 조성하기도 한다.

그렇게 시간이 지나면 일부 사람만 말하고 주변 사람들은 주로 듣는 역할을 한다. 모임 시간이 길어지면서 피곤해지기 때문이다. 그런데 대화에 잘 참여하던 사람 중 일부는 어느 순간 말수가 급격히 줄어들면서 엉뚱한 방향으로 시선을 보내거나 심지어 다른 테이블 사람들을 자주 바라보기도 한다.

마음의 강박과 불안이 불면으로 이어질 때 도움이 되는 3가지 약재를 소개한다.

 산조인(묏대추나무 종자), **백자인**(측백나무 씨앗), **육계**(육계나무 껍질)

산조인과 **백자인**은 원래 정신을 편안하게 하는 효능을 가지고 있어 두 가지 모두 불면증 해소에 도움을 준다. **육계**는 계피로 대용할 수 있으며 아랫배를 따뜻하게 하여 몸을 이완시키는 데 좋다.

순간적으로 의식이 멈춘 것 같은 모습을 보이는 이 증상은 강박이나 불안 혹은 우울감에서 나타나는 행동일 수 있다. 강박이나 불안은 이런 정서를 유발하는 명확한 대상이 있고 우울은 대상이 불명확한 특징이 있다.

예를 들어 바이러스가 창궐하는 상황을 가정해 보면 눈에 보이지 않는 공포감은 불안한 감정을 만들 것이다. 불안을 잠재우기 위해 다른 사람과 만났을 때 악수를 꺼리거나 문고리나 특정 물건을 잡은 후 반드시 손을 씻는 행동을 반복하게 된다. 심해지면 결벽증의 양상으로 발전하는데 이것이 강박행동이다. 반면 우울감은 그 자체로서의 감정인 경우가 많은데 불안이 오래되고 스스로 제어되지 않는 상황이 되었을 때 우울한 기분이 드는 것인데 특정 대상 자체가 바로 우울감으로 발전하지는 않는다는 얘기다.

불안과 강박은 언제나 행동으로 발전하게 된다. 조금만 낯선 상황에도 불안하면 가슴이 두근거리고 몸이 떨리게 되고, 강박 증상은 마음을 편하게 하기 위한 특정 행동을 반복하게 만들고 반면에 우울은 의욕 저하를 유발해 행동을 부추기지는 않는다. 심하면 밖에 나가기도 싫어질 만큼 매사 의욕이 없다.

이런 정서들은 한의학에서 원인을 화火와 담痰으로 구분할 수 있다. 화는 마른 체형인 분들의 원인인 경우가 많고 담은 약간 살집이 있는 분들에게 원인이 된다. 다만 담도 화로 인해 쌓이는 것이므로 궁극적으로 화가 원인이다.

몸 안에 화가 쌓이면 가슴과 얼굴에 몰린다. 이는 불면증으로 이를 수 있다. 가슴에 화가 몰리면 가슴이 답답하고 눌리는 기분이 들고 이는 가만히 누웠을 때도 진정이 되지 않는데 가슴이 진정되지 않으면 잠이 드는데 시간이 길어진다. 그리고 3시간도 되지 않아 중간에 잠을 깨게 되는데, 이때 '3시간' 숙면이 굉장히 중요하다. 야간에 3시간을 숙면하면 피로 회복에 도움이 되고 즉, 잔 것 같다는 느낌이 드는데 이에 못 미치면 '회복'이라는 수면으로서의 제 기능을 발휘하지 못하게 된다.

따라서 불안, 강박, 우울의 정서를 조기에 치료하면 불면도 같이 고칠 수 있는 것이다.

비방을 배우기 위해

한의대 재학 시절 대학원 본초학 교실을 자주 드나들었다. 본초학이란 질병 치료에 효과가 있는 한약재를 연구하는 학문이다. 약초의 품종, 학명은 물론 유효한 성분까지 연구한다. 내가 한의대에 들어가기 전에 타 대학에서 화학을 전공하였기 때문인지 본과생 때부터 틈나는 대로 대학원 일을 도왔다. 시간적 여유가 있는 방학 때엔 홍삼처럼 한약재를 찌고 말려 특정 유효 성분의 함량 변화를 고성능 크로마토그래피(HPLC)라는 장비를 이용해 분석하기도 했다. 당시 대학원 선배의 학위 논문 중 일부를 도운 것인데 선배는 그 대가로 학교생활 이외의 즐거움을 선사했다. 수많은 전공과목 수업이 끝나면 도서관이나 집으로 가는 쳇바퀴 같은 인생에서 벗어나게 했다. 대학원 조교 선배를 통해 이미 사회에 진출한 선배 동기들을 함께 만난 것이다.

학창 시절엔 누군가 돼지갈비나 삼겹살만 사 줘도 고마워하지 않던 가. 한의사들이 우리나라 전통 의학을 연구하고 진료에 활용해서 그 런지 양의사와는 또 다른 면이 있다. 외모나 꾸밈에 있어 덜 세련된 뭔가가 있다(요즘엔 좀 다른 것 같기도 하다). 학교 다닐 때도 전통 한복을 입고 학교 다니는 학생은 한의대 학관 근처에만 있었다. 교정에 똑같 이 비치는 햇볕에도 불구하고 한의대 학관 근처는 왠지 더 스산했다. 선배와 친구들과의 술자리의 주제는 주로 한의학이었다. 별다른 재 미있는 얘기는 별로 안 해본 것 같다. 학생 신분으로 교과서를 벗어 난 실제 진료 얘기는 흥미진진했다. 이것이 바로 살아있는 한의학이 리라.

"한의사들은 술 좀 취하면 자기 치료한 자랑만 늘어놔."

조교 선배는 술 마시다 화장실에서 나란히 소변을 보며 이렇게 말 했다. 술자리를 자주 가다 보니 주량이 소주 두 병 이상으로 늘어났 다. 어떤 날은 술을 마시고 집에 오는데(본과 3학년 때는 학교 앞에서 자취 생활을 했다. 경희의료원 장례식장 앞에 있는 가정집이었다. 날마다 새벽 6시만 되면 곡소리가 났다.) 술을 전혀 마시지 않는 기분이 들기도 했다. 술을 마시 던 와중에도 선배들이 자랑삼아 말씀하시던 실전 한의학 지식을 머 릿속에서 곱씹었다. 그리고 집에 도착하자마자 수첩에 내용을 적었 다. 일종의 비방祕方 수첩이었다. 지금은 거의 활용하지 않는다. 사람 마다 진료 스타일이 다르고 자신이 잘 고치는 분야가 각기 존재한다 는 사실을 개업한 이후에야 깨달았기 때문이다. 지금은 나 자신의 처방을 만들어 활용하기 때문에 수첩은 보지 않는다. 하지만 교과서에는 나오지 않는 특정 경혈 자리의 효능과 침법은 아직도 내 머릿속에 저장하고 필요할 때마다 꺼내쓰고 있다.

하루는 대학원 조교 선배와 함께 어떤 개원의를 만나러 갔다. 이분은 한의원도 여러 군데 하시고(지금은 법적으로 한의사 일 일당 한 개의 한의원만 개설할 수 있다) 기존 만났던 분들에 비해 호탕해 보였다. 고기 품질에 자신 있는지 상추나 깻잎도 없고 오로지 무말랭이와 소금만 나오는 가게에서 한우를 먹고 근처 카페에 맥주를 마시러 갔다.

호탕한 선배는 나에게 약국가서 거즈를 사 오라고 했다. 거즈를 사 오라고 이유는 소위 '월경주'를 만들기 위해서란다. 월경주라는 말을 듣자 좀 변태 같다고 생각했다. 맥주를 컵에 채운 뒤 포도주를 거즈를 통해 걸렀다. 떨어진 붉은 포도주 방울은 맥주잔 속으로 퍼져나갔다. 이렇게 만들어진 술을 두 잔 정도 마시고 나니 고깃집에서 일차로 마신 소주와 함께 평소보다 강한 취기를 만들었다. 이 술을 더 마셨다간 선배의 소중한 말씀을 지나칠 것만 같아 나중엔 맥주만 마셨다.

차가운 맥주를 들이켜다 갑자기 딸꾹질이 났다. 평소 횡격막이 약한 나는 매운 음식이나 차가운 맥주를 마시면 딸꾹질이 잘 나는 편이다. 지금도 청양고추를 생으로 먹는 것이 부담된다. 그렇게 딸꾹질을 계속하자 보다 못한 부유한 선배는 엄지로 무릎 안쪽 관절 아래에 움푹 들어간 지점(음릉천이라는 자리임)을 사정없이 눌렀다. 너무 아파 외

마디 비명을 지르다 어느 순간 딸꾹질이 멈췄다. 이 방법은 이후로도
여럿이 모인 자리에서 딸꾹질로 난처해진 사람을 보면 유용하게 쓰
고 있다.

그리 만만하지
않은 화병

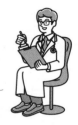

"눈물이 나는 걸 억지로 참으면 안 됩니다."

항상 진통제에 의존하는 만성 두통 환자를 만난 적이 있다.

"저도 알아요. 진통제 자꾸 먹으니 소화도 안 되고 위장이 안 좋아지는 기분이에요. 하지만 어쩔 수 없는걸요."

이 환자의 문제는 눈물도 마음으로 삼키는 것이다. 눈물을 참는 것도 주변을 의식한 탓이 크다. 물론 눈물이 메마를 정도인 사람도 있으나 눈물은 가둬두지 말고 흘려야 한다. 그러면 머리가 맑아지고 아프지 않을 것이다.

화병은 심장에서 혈액을 충만하게 공급할 수 있는 환경을 조성하면 치료된다. 다음의 세 가지 약재를 추천한다.

강활(산형과 강호리의 뿌리), **계지, 단삼**(꿀풀과 단삼의 뿌리)

강활은 감기에 걸린 후 두통을 해소하는 데 도움을 주고 **단삼**과 더불어 심장의 기능을 올려준다. **계지**는 혈맥을 따뜻하게 하여 심장에서 내보낸 혈액을 전신으로 공급한다.

화병火病은 가슴에 울화鬱火가 맺혀있는 질환을 말한다. 울화는 막혀있는 화라는 뜻이며 화가 막히는 부위는 주로 가슴이다. 가슴은 횡격막 상부를 뜻하는데 심장과 폐 기관지 식도가 위치하는 공간이다.

병을 유발하는 원인이 있다면 그 주변 장기에 해부학적 혹은 기능적 이상을 유발하는데 울화로 유발되는 질환은 대개 기능성이다. 검사를 해도 폐, 식도, 심장에 어떤 이상이 발견되지 않을 수 있다는 말이다. 결국 화병은 폐, 식도, 심장에 기능적인 이상을 유발할 수 있다.

부정맥과 역류성식도염 그리고 기관지염을 의심할 수 있는 기침, 가래가 계속 발생하더라도 그 원인을 찾지 못하거나 대수롭지 않게 인식되어 별다른 치료 없이 경과만 볼 수 있다는 말이다.

검사상 문제는 없으니 밝은 생각하시고 운동 열심히 하시고 식사 규칙적으로 하세요, 라는 말만 들은 환자는 답답하기만 하다. 이렇게 해결될 문제가 아니란 걸 그 누구보다 잘 알기 때문이다.

화병 역시 어떤 검사로 드러나는 게 아니므로 불안이나 우울 혹은 공황장애의 증상이 나타날 때 이를 억지로 누르는 치료를 받을 수 있는데 문제는 이런 치료가 기약이 없다는 것이다. 얼마간 치료를 받아 언제 낫는지에 대한 계획을 세우기 어려운 점이 가장 큰 문제다.

화병은 중년 여성에게 많이 발병한다. 아무리 세상이 빠르게 격변하고 사이버 인공지능 세상이라도 한국엔 유교적 가치관이 팽배해 있다. 남자는 남자다워야, 여자는 여자다워야 한다는 프레임이 쉽게 사라질 수는 없을 것이다.

여성이 결혼하고 결혼 전 가졌던 꿈과 이상에 제약이 걸리고 믿었던 남편으로부터 실망하는 일이 오랜 세월 지속되면 나를 지지하는 자녀들이 있음에도 불구하고 마음 한구석 공허함과 상실감, 불안은 쉽게 사라지지 않는다. 이것이 화병의 요체다.

화병에 잘 걸리는 분은 어떤 신경 쓸 일이 있을 때 그 일이 해결될 때까지 고민하고 걱정하는 타입이다. 가슴이 답답하고 불안한 감정은 반드시 불면으로 이어지는데 체력도 약한 편이라 저녁 9시나 10시쯤 졸리기 시작하여 주무시면 새벽 1시 즈음 반드시 눈을 뜨고 이후로 누워만 있을 뿐 잠이 오지 않는 상황이 나타나게 된다.

화병이 기능성 심장과 위장질환의 원인이 될 수 있는데 가슴에 몰린 화를 풀고 심장과 위장의 기능이 활성화해야 한다.

기억력을
높이려면

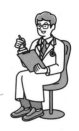

'방금 내가 뭐 하려고 했지?'

갑자기 처리할 일이 너무 많으면 방금 생각한 게 무엇인지 생각이 나지 않는 경우가 있다. 나 같은 경우 이런 증상은 한의원을 개업했을 때 나타났다. 보건소 개설 신고, 사업자등록 신청, 카드 단말기, 의료 폐기물 업체 선정, 약재 거래업체 선정, 직원 채용, 전기 공사, 설비 공사 등 수많은 업무를 원장인 내가 전부 처리할 수밖에 없었다. 이는 일반 의원이나 치과도 마찬가지일 것이다. 산적한 일을 정해진 기간 안에 해야 하니 순간적으로 기억 회로에 과부하가 걸렸다. 방금 뭐 하려 했는지 도무지 생각이 안 나는 것이다. 이때부터 탁상형 달력에 그날 할 일을 메모하는 습관이 생겼다.

기억력 감퇴를 치료하려면 심혈을 충만하게 채워주고 인체의 어혈과 기의 정체를 해소하면 된다. 다음 3가지 약재를 소개한다.

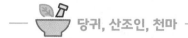 당귀, 산조인, 천마

천마는 두면부의 신경학적 문제를 개선한다. 고혈압성 두통에 천마가 좋은 이유다. 산조인은 정신과 심장을 안정시키고 당귀는 피를 만드는 조혈은 물론 혈행을 원활히 돌리는 작용을 한다.

새해가 되면 올 한해는 어떻게 살 것인가에 관한 신념이라든지 계획을 머릿속에 간략히 정리한다. 노트에 메모하고 구체적인 계획을 세워 수행하지 않으면 며칠 지나 작년의 모습대로 생활하게 된다. 작심삼일作心三日입니다. 다짐이나 계획이 머릿속에 계속 남아있다면 반복해서 떠오른 심상이 실행으로 이어질 텐데 실재론 그렇지 않다.

어딘가에 기록하여 반복해서 외우지 않으면 망각의 세계로 진입하는 것이다. 한 살 더 먹으면서 망각의 대로는 더 넓어졌다.

엄밀히 말해 기억력 저하는 뇌 기능이 떨어진 것이다. 뇌세포가 제 기능을 하지 못하는 건 심장에서 뇌로 충분한 혈액 공급이 이루어지지 않는다는 뜻이다. 나이가 들의 심장에서 뇌로의 혈액 공급이 저하되므로 기억력이 감퇴하고 어르신의 경우 치매 걱정까지 하는 것이다.

심장의 혈액 공급 능력이 떨어진 건 심장 자체에 혈액에 부족한 상황이 나타났을 확률이 높다. 이를 심혈허心血虛라고 부른다. 이때 가슴이 두근거린다. 물고기가 메마른 강바닥 표면에 있으면 팔딱거리면서 발버둥 칠 것이다. 심장이 이런 상태에 놓인 것이다.

가슴 두근거림이 시도 때도 없이 나타나면 마음이 불안하고 가슴이 답답해지고 사소한 일에 잘 놀란다. 현기증이 나타나고 얼굴에 핏기가 옅어진다. 이런 증상들이 기억력 저하와 함께 나타나는 것이다.

심혈허가 유발되는 원인으로는 일단 대량이거나 지속적인 출혈을 유발하는 사고나 질환이 있는 경우다. 깊은 자상으로 출혈이 동반되거나 코피를 자주 흘리고 임신이 가능한 연령대 여성의 경우 자궁의 문제로 생리주기와 관계없는 출혈이 반복되는 경우를 예로 들 수 있다. 위염이나 위궤양으로 인해 위출혈이 나타나고 영양부족으로 인한 빈혈이 오래가는 경우도 포함할 수 있다. 심혈이 부족하면 어혈이 잘 생겨 가벼운 타박에도 멍이 잘 들고 기氣의 흐름을 방해한다. 그러면 가슴이 답답해질 수 있다.

심신 안정으로
뇌를 편안하게

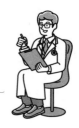

"저녁마다 술을 한 잔씩 마셔봐."

버스를 타고 가다가 무심코 옆자리에 앉은 20대 여성의 통화 소리를 듣게 되었다. 일부로 들으려고 한 건 아니지만 지하철이나 버스에서 큰 소리로 통화하는 사람들이 하나둘 꼭 있지 않은가. 여자는 술로 자신의 심리적 우울감을 극복했다고 자랑스럽게 말했다. 정신적으로 고통받고 잠이 안 오면 그대로 지내지 말고 밤마다 포도주나 소주 반병씩 마시면 지낼만하다고 말했다. 이미 20분 이상 이어진 여자의 저녁 술 전도는 내가 버스를 내릴 때까지 멈추지 않았다. 여자에겐 술이 신경 안정 약물과는 다른 원리로 마음의 안식을 가져다준 것으로 보인다. 하지만 알코올이 몸에 미치는 영향을 생각한다면 너무 자주 마시는 건 좋지 않다.

심장과 신의 정상적인 기능은 뇌의 기능을 안정시키므로 정신과 육체의 기능적 조화를 가능하게 한다. 여기에 부합하는 약재 3가지를 소개한다.

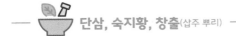

단삼, 숙지황, 창출(삽주 뿌리)

단삼은 심장에 작용하고 **숙지황**은 신을 보강하는 약재다. **단삼**은 너무 오래 드시면 눈 충혈이 나타날 수 있는데 이런 경우엔 두 달 정도 쉬었다 드시면 좋다. **숙지황**은 소화에 부담을 줄 수 있어 **창출**을 배합하여 소화기관에 정체하기 쉬운 **숙지황**의 분해를 돕는다.

흔히 심신心身이라고 하면 몸과 마음을 뜻한다. 육체와 정신이 안정되면 몸에 큰 병이 생기지 않을 것이다. 우리가 살면서 받는 정신적 피로도는 나이가 든다고 더 줄어들지는 않는 것 같다. 우리가 앞일을 모르고 살면서 닥칠 일에 대한 불안으로 마음이 편치 않을 것이기 때문이다. 가족에 대한 걱정, 나이가 들면서 건강 문제에 대한 공포감이 그 예다.

정신적 피로는 육체적으로 튼튼한 젊은 날은 회복하기 쉽다. 정신의 요동을 육체가 감당하기 때문인데 체력적인 문제가 있으면 정신적인 문제를 더 견디기 힘들어진다. 따라서 줄어들지 않는 정신적 피로도를 줄이는 방법은 육체적인 보강이다.

몸과 마음의 안정은 뇌를 편안하게 해준다. 이를 우리 몸의 장기와 연관시키면 심신을 심신心腎으로 바꿀 수 있다. 심은 심장을 말하고 신은 비뇨생식기를 포함한 인체의 원기를 다루는 장기다.

심장의 안정은 정서적 안정과 관련이 깊고 이는 정신의 안정으로 이어진다. 한의학에서 신은 인체의 기초생활을 가능하게 하는 물질인 정精을 생성하고 뼈를 주관하고 뇌로 통한다고 말한다. 바로 중추신경계와 내분비계가 연결된 상황을 설명하고 있다.

중추신경을 중심으로 뇌는 대뇌피질, 소뇌, 중뇌, 연수 등으로 구분하는데 대뇌피질은 정신활동과 관련되고 소뇌는 운동이나 몸의 평형을 잡는 기능이 있고 연수는 호흡이나 순환 등 생명 활동과 관련되어 있다.

우리가 불안이나 분노 그리고 긴장감을 느끼면 이러한 정서는 뇌의 변연계limbic system를 통해 시상하부를 자극하면 뇌하수체에선 부신피질호르몬ACTH이 분비되어 교감신경을 흥분시킨다. 그러면 심장 박동이 빨라지고 몸이 긴장되고 소화효소 분비가 줄어든다. 몸이 응급상황에 대처하기 위한 경계 태세로 바뀌는 것이다.

이러다 마음이 편해지면 부교감신경이 활성화되어 소화효소 분비가 늘어나고 몸이 이완된다. 정신적 스트레스를 받고 식사하면 체할 수 있는데, 마음이 편해야 소화가 잘되는 것이 이런 이유다.

신이 내분비계와 연결된 예는 성호르몬 분비에서 찾을 수 있다.

남성의 고환은 안드로겐을 분비하여 정자생성은 물론 남성의 이차 성징을 나타내고 안드로겐의 결핍은 성욕 감퇴로 이어진다. 여성은 난소호르몬인 에스트로겐과 프로게스테론의 작용이 뇌하수체의 통제를 받고 있다.

전유성의 휴게소

※ 병문안 이야기 하나

무릎 수술 때문에 병원에 입원해 있었던 적이 있다.

많은 사람들이 위문을 왔고 한결같은 말로 위로를 해줬다.

"뭐니 뭐니 해도 건강이 제일입니다."

"건강 조심하세요."

근데 이 말이 이상하지 않은가? 이미 아파서 입원해있는 사람에게 건강이 제일이니 조심하라고??? 이건 아픈 사람이 안 아픈 사람, 다시 말해 위문 온 사람에게 해야 할 말 아닌가?

"내가 아파서 입원해 보니까 뭐니 뭐니 해도 건강이 제일이더라. 건강 조심하지 않아서 무릎을 수술하게 됐으니 건강할 때 조심해라."

이래야 맞는 말이 아닌가 싶은데 여러분의 의견은?

참고로 아픈 사람이 조심해야 될 것은 돌팔이. 조심해야지.

오후만 되면
늘어진다고요?

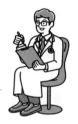

"자도 자도 피곤해요. 뭐 좋은 거 없을까요?"

만성피로는 현대인과 항상 붙어 다닌다. 그런데 일하지 않고 집에서 놀아도 피곤한 건 마찬가지다. 오히려 적당히 움직이는 게 덜 피곤하다. 적당히 움직이는 것이 인체의 대사기능을 높이는 방법이다. 체력이 떨어졌으니 운동 시간을 두 시간씩 늘렸다는 환자를 만나면 우선 진맥을 보고 맥이 너무 약하면 30분 정도 천천히 걷기 운동을 추천한다. 운동을 오래 하면 근력을 키울 수는 있으나 과도한 운동은 몸을 더 피로하게 만든다. 피로가 개선되는 정도에 따라 운동량도 늘리는 것이 좋다.

무기력하다면 기를 보강해야 한다. 기를 보강하는 삼총사를 소개한다.

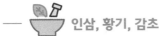

인삼, 황기, 감초

인삼은 열이 많은 약재이므로 **인삼** 섭취 후 가슴이 답답하고 열감이 느껴지면 **인삼** 대신 가시오가피를 대체하시면 좋다.

나른한 오후 아무것도 하기 싫을 때가 있다. 점심 식사 후 나타나는 반응이 나이 별로 다르다. 10대나 20대는 점심 식사 후 격한 운동을 해도 좋다. 오후에도 활력이 떨어지지 않기 때문이다. 30대는 격한 운동은 하지 못해도 가벼운 산책을 추천한다. 40대와 50대부터는 점심 식사 후 짧은 취침을 해야 한다. 그래야 오후 업무를 감당할 수 있기 때문이다.

똑바로 누워 주무시는 것이 좋으나 사무실 책상에 엎드려 주무시는 것도 좋다. 짧은 수면이지만 신속한 피로 개선에 좋다.

짧은 취침에도 불구하고 매사 의욕이 없고 만사가 귀찮고 말을 하기도 싫다면 무기력증에 빠진 것으로 볼 수 있다. 무기력증으로 나타날 수 있는 증상으로는 만성피로, 불면증, 식욕이 없어 많이 먹지 않아도 체중은 자꾸 늘어나고 자고 나면 손이 붓는 증상, 근육이 아프고 저린 증상, 추위를 잘 타는 증상이 나타날 수 있다. 혀가 좀 부은 느낌이고 백태가 선명하게 드러난다. 모발이 얇아지고 잘 빠져 탈모로 진행될 수 있다. 심장이 너무 빨리 뛰거나 느리게 뛰는 증상이 나타날 수도 있다. 빈혈, 기억력 저하, 소화불량, 변비 혹은 설사, 성욕 감퇴가 특징이다.

　무기력증은 상대적이므로 평소 체력과 면역력이 좋다면 가볍게 지나갈 수도 있지만 그렇지 않다면 생활 자체가 어렵고 외출이 부담스럽고 수액 주사에 의존하기도 한다.

　만성피로가 있다면 보양식을 꾸준히 드시면 좋다. 단백질 섭취를 늘려야 하는데 육류를 선호하시는 경우 소고기, 돼지고기, 오리고기 등 아무거나 드셔도 무방하지만 삶아서 드시는 것이 좋다. 구워서 먹는 경우 기름을 지나치게 섭취하여 콜레스테롤 상승으로 이어져 혈액 내 노폐물 증가로 피로가 더 심해질 수 있기 때문이다. 해산물에선 새우, 해삼, 전복이 좋다. 다만 새우는 알레르기를 유발하는 경우가 많아 피부에 열이 많아 쉽게 붉어지고 땀이 잘 나지 않는 경우 삼가는 것이 좋다.

　불면이 지속되면 만성피로가 되고 무기력증으로 이어지는 순서를 밟게 된다. 저녁 식사 후 규칙적인 운동 그리고 영화감상, 독서, 게임 등 취미활동을 하시면서 낮에 일어났던 일 생각을 줄이는 것이 좋다.

　무기력증은 몸 안에 체액의 정체 혹은 부족 현상을 유발한다. 체액이 늘어나는 경우 자고 나면 손이 붓는(얼굴과 손발이 모두 붓기도 함) 증상이 나타날 수 있다. 정체된 체액에 노폐물이 섞이면 비만으로 이어질 수 있고 몸이 무거워지니 활동 시 추가 에너지가 필요한 결과 심장이 더 빨리 뛴다.

체액이 부족한 경우 얼굴 혈색이 창백해지고 빈혈과 어지럼증이 나타날 수 있다. 체액 부족은 피부를 건조하게 만들고 모발에 공급되는 영양을 차단하여 모발이 가늘어지고 쉽게 빠지게 만들어 탈모를 유발할 수 있다. 이와 더불어 기억력이 떨어질 수 있다.

성욕 감퇴는 의욕 감퇴와 관련이 있다. 만사가 귀찮으니 성생활에 대한 욕구마저 저하된다. 관심이 줄어들면 기능적으로도 약해질 수 있다.

무기력증의 치료는 간단하다, 기를 보하면 된다. 기를 보하면 대변이 묽어 화장실을 자주 가는 증상도 해결된다. 기는 인체의 추동 에너지이므로 심장을 튼튼히 하여 심장의 박출력을 강하게 만든다. 기가 보강되면 소화력이 개선되기 때문에 음식이 위장에 정체되지 않고 영양도 충실하게 만들 수 있다.

불안해서
혈압이 올라간다면

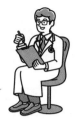

언제 가장 가슴이 두근거리는가? 가만히 보면 자신의 차례가 임박했을 때인 거 같다. 남들 앞에서 발표하거나 자기소개를 할 때 심지어 놀이 기구를 타기 위해 줄을 서는 중 다음에 탈 차례가 되었을 때 등이다. 시험도 공부한 것을 시험장에서 쏟아붓기 직전 기다림의 시간이 가장 두근거릴 때이다. 이성에게 사랑을 고백하는 순간까지 기다리는 순간 역시 가슴이 두근거린다. 그런데 기다림이 끝나고 자기 일에 몰입하고 있다면 자신도 모르게 가슴이 두근거리지 않는다. 그러므로 어떤 상황이든 시뮬레이션을 자주 하면 두근거림을 줄일 수 있다. 이미 그 상황에 들어가 있는 훈련이기 때문이다.

가슴 두근거림과 소화 기능을 개선하면서 심장을 튼튼이하고 체력을 올리는 치료를 받으면 불안장애를 해결할 수 있다. 다음의 3가지 약재를 차로 끓여 드시면 좋다.

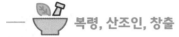

복령, 산조인, 창출

복령은 소변을 시원하게 보는 데 도움을 주고 몸 안에 수기水氣가 정체되어 가슴이 두근거리는 증상을 해소한다. **산조인**과 더불어 기를 보강하는 작용도 있다. **창출**은 몸 안의 습을 제거하고 소화력을 개선한다.

불안은 마음이 편치 않은 상태를 말한다. 무엇이 마음을 불편하게 할까? 아마도 보이지 않는 것에 대한 두려움일 것이다. 지금 당장 해야 할 일과 해결해야 할 일에 대해 준비를 하고 결과를 기다리는 과정에서 생긴 불안이든 몸의 사소한 변화에 대해 생각을 확장하여 지금 겪는 증상이 큰 병으로 확대되어 큰 병으로 이어지고 목숨을 잃는 건 아닐까 두려워한다.

건강에 대한 불안은 죽음에 대한 두려움이 실체라고도 볼 수 있다. 하지만 이런 불안은 절대로 갑자기 생겨난 것이 아니다. 오래전부터 그 씨앗이 뿌려져 있었다.

불안의 씨앗은 우리가 사회적 동물이라는 관점에서 다른 사람과의 관계에서 유발된 것이다. 다른 사람에는 내 가족, 지인, 친구 모두 포함된다. 특히 내 삶을 유지하고 도움이 되는 긍정적인 관계가 무너졌을 때 불안의 씨앗이 뿌려진다.

친구는 많지 않았지만 나를 제대로 이해해주고 어려울 때(반드시 금전적인 문제가 아닐지라도) 힘이 되어주었던 친구가 불의의 사고로 죽거나 변심하여 멀어진 경우를 예로 들 수 있다. 친구 대신 사랑하는 배우자, 연인이나 부모님이 될 수도 있다.

불안장애는 아무래도 여성들이 취약한 편이다. 중년 부인들은 젊은 시절부터 시댁(시어머니나 시누이 등)과 불편한 관계를 유지하는 경우가 많고 자신이 기대고 마음의 위안을 받을 남편이 자신의 편이 아님을 깨달을 때 불안의 씨앗이 가슴에 심어진다.

아이들이 어릴 때 남편이 다른 살림을 차려 집을 나간 경우, 사업을 이유로 늦은 귀가가 생활화되거나 귀가하지 않는 날이 많은 경우, 시댁에서 고립된 기분을 받는 경우 등을 예로 들 수 있다.

이렇게 심어진 불안의 씨는 점점 자라난다. 그리고 수시로 얼굴을 내미는 불안을 누르기 위해 인내심도 커간다. 다른 사람이 보기엔 참 강한 사람이구나, 어떤 일도 잘 견뎌 나가겠지, 하고 생각을 한다. 실상은 그렇지 않은데 말이다.

젊은 시절은 그럭저럭 지낸다. 젊은 시절 너무 불안이 너무 감당되지 않거나 과로로 체력이 떨어지면 증상이 심해진다. 체력이 굉장히 중요한데 나이가 들면서 체력이 떨어지면 정신을 올바로 건사하기 힘들어진다. 체력이 튼튼하면 불안이 올라올 때 일이나 운동 등 몸을 쓰면서 이를 상쇄할 수 있으나 체력이 약하다면 온전히 내 정신으로만 극복해야 한다. 쉬운 일이 아니다.

불안장애가 나타나면 가슴이 두근거리고 소화가 안 되고 잠이 안 온다. 이것이 불안장애의 3대 증상이다. 불면에 대해선 불안증의 강도에 따라 수면유도제, 신경안정제, 항불안제 정도로 해결할 수 있지만 잠이 정말 오지 않는다면 졸피뎀, 벤조디아제핀 계열의 약물을 복용해야 잠들 수 있습니다. 사실 수면제라기보다 마취약에 가까울 정도로 강도가 세다.

가슴 두근거림이 심하고 소화가 안 된다 싶으면 예를 들어 가벼운 음식을 먹었음에도 전날 섭취한 음식이 분해되지 않고 남아 소화불량이 나타나는 데 이때 혈압이 급상승하는 경우가 있다. 수축기 혈압만 두고 볼 때 약하면 160mmHg 더 높으면 200mmHg 이상이 나오기도 한다. 불안으로 유발된 증상이 나타나고 두려운 마음이 있는 상황에서 혈압을 측정하기에 혈압 수치가 높게 나온다.

불안장애로 상승한 혈압은 잠시 안정을 취하면 정상으로 내려온다. 혈압이 올라 수도 없이 응급실을 방문하나 검사상 특별한 이상은 없다는 얘기를 듣고 귀가하게 된다. 잦은 방문 후엔 신경정신과 방문을 권유받게 된다. 약한 농도의 신경안정제라면 일정 기간 처방받아 급한 불을 끄는 것도 합리적이다.

불안장애로 혈압이 올라가는 분들은 하나같이 조급하다. 댁에 계실 땐 다리를 소파에 올리고 베개 없이 10분 정도 누우면서 심호흡을 하면 조금은 나아지실 것이다.

하지만 원인을 제대로 알고 치료하려면 오래전 불안의 씨앗이 심어진 이유를 먼저 파악해야 하고 그동안 받았던 검사가 정상이므로 증상의 발현과 일시적인 혈압상승으로는 절대 죽지 않는다고 안심을 하셔야 한다.

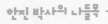

동안침의 효과

한의사, 양의사 막론하고 큰 병원이나 노인 침 환자만 위주로 하는 한의원과 신경 정신과나 정형외과 같은 전문 진료과를 제외하고는 심지어 출산율 저하로 환자가 줄어든 분만을 하지 않는 산부인과에서도 세부 진료 주제는 비만과 미용이다. 이 두 가지 분야가 동네 로컬 의원에서 집중하기 시작한 건 이십 년도 넘은 것 같다. 아마도 내가 학생 시절부터 주요 관심사일 듯싶다. 양방 병원에서 미용 치료가 레이저가 대세라면 한의원에서는 동안침(공식 명칭은 정안침) 요법이다. 비만과 미용은 모두 비급여다. 즉 건강보험이 적용되지 않는다. 똑같이 얼굴에 침을 맞아도 구안와사나 눈 떨림 치료 목적이라면 총 진료비의 30%만 내면 되지만 미용과 관련된 침은 진료비 전액을 환자가 100% 부담하게 된다. 침과 더불어 매선요법이란 것도 있는데 양방 병원에선 리프팅 요법으로 알려져 있다. 녹는 실을 피하에 자입하여 피부의 탄력을 이끌어내는 방법인데 개인에 따라 피부가 약한 사람은 실이 피하에서 뭉쳐 잘 녹지 않고 심하면 염증이 심해져 농이 나올 수도 있다. 하지만 동안침은 스테인리스 재질의 일반 침을 사용하고 시술 후 바로 빼므로 간혹 들 수 있는 멍 빼고는 매우 안전하다. 필러 시술처럼 피부 내부에 오래 머물면서 효과를 발휘하는 면에선 느리지만 또래보다 조금 더 젊어 보이는 자연스러운 효과를 기대한다면 동안침이 낫다고 생각한다.

동안침은 1회 시술 당 50개에서 100개 정도 침을 맞는다. 일반 침이 직경 0.25~0.30 mm 굵기를 사용하는데 비해 동안침은 직경 0.20 mm 정도의 침을 사용한다. 아무래도 얼굴 피부는 민감하므로 보다 얇은 침을 사용하는 것이다.

"이것도 없앨 수 있나요?"

중년의 여성들이(남성도 의외로 관심이 많음) 팔자주름과 미간의 주름을 가리키며 흔히 하는 질문이다. 미국의 그랜드 캐니언처럼 깊은 주름은 사실 뭔가로 채워야 한다, 채우는 물질은 오래가는 것이어야 하는데 아까 언급한 녹는 실 요법처럼 인공적이며 경우에 따라선 안전하지 않다. 물론 숙련된 의사라면 믿어볼 만하다. 항상 기억하라. 경험이 많지 않은 의료인은 자신이 쓰는 약이 환자에게 어떤 영향을 미칠지 잘 모를 수 있다. 이는 그 병을 겪어 본 의사가 같은 병을 가진 환자의 마음을 더 잘 이해하고 치료할 수 있는 것과 같다. 그럼 동안침은 주름 개선 효과가 없는가. 아니다. 잔주름을 옅게 만드는 효과는 분명하다. 그리고 피부 탄력을 개선하는 효과가 있는데 이는 침을 놓는 방향과도 밀접한 관계가 있다. 나이가 들면 피부가 아래로 처지고 늘어지게 마련이다. 소위 중력을 거스르는 방향으로 침을 놓게 된다. 아래에서 위로. 주 시술 부위는 얼굴이지만 목의 늘어진 피부의 탄력부터 키워야 하기에 목부터 침을 놓게 된다. 침을 맞고 있는 동안에는 뭔가가 위로 끌어당기는 기분이 드는데 침을 꽂고 유지하는 시간은 30분이다. 침을 뽑으면 위로 당겨진 느낌이 원위치로 돌아가지만 자주 시술을 받게 되면 점차 탄력 있는 피부로 바뀌게 된다.

"얼굴에 침을 맞았는데 소화가 잘돼요."

마르고 얼굴빛이 맑지 않은 사람이 흔히 하는 말이다. 사람의 얼굴은 족양명위경이라는 경락이 지나간다, 얼굴에 침을 맞고 있는 환자의 배에서 꼬르륵 소리가 들린다. 위액과 같은 소화 효소가 분비되는 소리인데 환자들은 창피해한다. 하지만 절대로 창피할 필요가 없다. 이곳은 당신의 몸과 마음을 치료하는 한의원이니까.

미칠 것 같은
두통

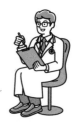

"이마가 아파요. 일을 할 수가 없네요."

환자뿐 아니라 나도 자주 경험하는 증상이다. 주로 어릴 적부터 소화 기능이 약한 사람에게 자주 나타나는 통증이다. 통증이 심하여 주먹으로 이마를 문지르고 툭툭 두드리다 보면 어느새 이마가 벌게진다. 추운 곳에 오래 머물러 찬 기운 때문에 몸살이 난 경우에도 이마가 아플 수 있는데 욕조에 더운물을 받고 이십 분 정도 몸을 담그면 통증이 줄어든다.

긴장성 두통과 편두통은 정신적 스트레스와 육체적 피로와 관련이 깊으므로 과로하지 않고 충분한 휴식을 취하는 것이 필요하다. 아래 3가지 약재를 추천한다.

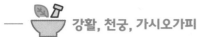

강활, 천궁, 가시오가피

강활, 천궁은 일상에서 자주 접하는 여러 종류의 두통 해결에 도움을 준다. **가시오가피**는 인체의 다양한 스트레스에 대한 적응력을 높여주는 성분이 있다. 러시아 과학자들은 이런 성분을 아답토젠 adaptogen이라 불렀다.

일상생활을 하다 잠시 멈춰야 할 때가 있다. 너무 앞으로만 나아가다가 쉼표를 찍어야 할 순간이 오기 때문이다. 삶을 일시 정지시키는 증상 중 하나가 두통이다. 두통만큼 삶의 질을 떨어뜨리는 질환이 없다. 일에 몰두하거나 다른 사람과 대화를 나누기도 힘들기 때문이다.

두통은 머리 아픈 증상일 뿐이지만 원인은 매우 다양하다. 머리 아픈 부위에 따라 선행 질환의 여부에 딸 다양한 두통이 발생한다. 두통은 몸이 쉬어야 한다는 일종의 알람 장치다. 이때 그냥 쉬면 나아지는 두통도 있으나 생명에 위급함을 알리는 의미로서의 두통도 존재한다.

일단 일상에서 빈번하게 나타나고 생명에 위협적이지 않은 두통에 대해 알아보겠다. 대표적인 질환이 긴장성 두통과 편두통이다. 현대인이라면 누구나 겪을 수밖에 없는 증상이다.

긴장성 두통은 쉬어야 낫는 두통의 대표다. 과로나 스트레스가 주요 원인인데 하루 중 피로가 쌓이는 오후나 저녁에 통증이 몰려오는 경향이 있다. 머리가 무거운 증상이 함께 나타나기도 하고 목덜미가 뻐근하고 아프다. 점점 머리 앞쪽으로 이행하여 눈까지 뻐근한 느낌을 호소할 수도 있다. 피로도와 관련이 깊으므로 진통제는 근본적인 해결책이 되지 못한다. 불안장애나 공황장애 우울증약을 겪는 분들은 우울증약이나 신경안정제가 더 효과적인 경우가 있다.

편두통은 주기적으로 조이는 듯한 통증, 묵직한 통증, 콕콕 찌르는듯한 통증이 사람마다 다양하게 나타난다. 학업이나 직장 업무에 시달리는 젊은 사람에게도 발생하는 특징이 있으나 갱년기 이후엔 만성화하는 게 편두통의 특징이다. 두통이 나타나는 시간이 정해져 있는 편이고 두통이 나타나는 내내 불편을 초래한다. 자극적인 빛과 소리에 대해 예민하여 통증이 더 심해짐을 느끼고 소화력이 떨어지는 경우가 많아 구역질과 구토를 하는 경우도 많다. 소화력 저하가 정신적 스트레스의 결과로 유발되는 경우가 많으므로 앞서 설명한 긴장성 두통과 함께 나타나기도 한다.

긴장성 두통이 나타나는 경우 고개를 뒤로 젖히고 수 초간 머무는 자세를 유지하고 편두통의 경우 통증 부위를 손가락 끝으로 지압하면서 일과를 유지하다 퇴근 후엔 더운물 샤워를 하면서 목덜미와 머리를 마사지하는 것이 도움이 된다.

기타 두통은 일상적이지 않고 자칫 늦은 대처가 생명에 영향을 줄 수도 있다.

우선 뇌종양으로 인한 두통은 수개월에 걸쳐 서서히 나빠지는 데 아침에 통증이 심해지는 경향을 보인다. 배변 시 지나치게 힘을 준 다든지 머릿속 압력을 높이는 행동 시 통증이 세어지고 잦은 구토 시 의심할 수 있다. CT나 MRI 검사를 통해 문제를 확인하고 조치를 받 아야 한다.

뇌내출혈 그리고 지주막하출혈(뇌를 둘러싼 지주막 아래 혈관의 출혈) 역시 극심한 통증을 유발할 수 있다. 모두 수 시간 내에 혼수가 나타날 수 있는 심각한 질환이므로 3시간 내 빠른 조치가 필요하다. 뇌종양 처럼 구토가 발생할 수 있고 혈압상승과 관련이 있으므로 혈압을 낮 추고 뇌압을 줄이는 즉각적인 조치가 생명을 보전하고 후유증을 줄이 는 방법이다. 뇌출혈의 경우 반신마비 증상이 빠르게 나타나므로 한 쪽 팔다리의 마비, 특히 엄지와 검지의 힘이 빠지는 증상이 오래 지속 된다면 뇌혈관 질환의 가능성을 염두하고 조기에 검진을 받는 것이 좋다.

또 그냥 넘어가서는 안 될 질환이 뇌수막염이다. 주한 미군 라디 오 방송을 듣다 보면 뇌수막염meningitis 예방에 대한 캠페인을 홍보하 는 내용이 자주 나온다. 뇌수막 역시 뇌를 둘러싼 막은 여기에 염증이 생기는 질환을 말한다. 무균성, 세균성 혹은 바이러스성으로 발병하 는데 세균이나 바이러스성인 경우 사람간 전염 가능성이 있으므로 주 의해야 한다. 서서히 심해지는 두통이 특징이다.

뇌종양, 뇌출혈, 지주막하출혈, 뇌수막염은 응급조치가 필요한 질환이다. 두통과 잦은 구토가 특징이므로 머리가 아프면서 토를 자주 한다면 이들 질환에 대한 가능성도 생각해두시는 것이 좋다.

전유성의 휴게소

어느 모임이든 처음 만나는 사람들끼리는 '공통점 찾기'가 화제가 됩니다.

"고향이 어딥니까?" "아, 내 처가 그쪽이 고향입니다." "성씨가 같은데 본은 어디입니까?" "어느 동네 삽니까?" "아, 십오 년 전에 거기 살았습니다. 거기 네거리 옆에 편의점 옆 골목 안에 파란 대문 집에 살았지요." "아 거기 편의점이요? 몇 년 전에 문 닫고 국밥집 됐습니다." "아 그래요?" 이렇게 이야기가 이어집니다.

처음 본 사람끼리 "학교 다닐 때 공부 잘했습니까?" "아이들이 말 잘 듣나요?" 이러지는 않죠? 맞죠? 동의하신다면 이야기를 이어 나가겠습니다. 길지도 모르는데, 괜찮으시면 계속할게요. 길면 두어 번에 나눠서 할까요? 하는 김에 하는 게 낫겠죠.

근데 아무리 찾아도 공통점이 안 나오는 경우가 아주 가끔 있습니다. 고향도 출신학교도 동네도 취미도, 도대체 공통점이 없는 겁니다. 물론 꾸민 이야기니까 없다고 쳐주세요. 그런 경우 드물지요. 고향이 남원이라고 하면 아 중학교 때 우리 집 대문이 남원 쪽을 향해 있었습니다. 핫하! 농담입니다. 이러면 이야기가 이어집니다. 유머의 힘이지요. 도무지 이야기가 안 풀리는 겁니다. 공통점 찾기의 실패입니다. 시간이 약간 흘러 한 사람이 자리에서 일어나 화장실을 갑니다. 화장실을 가려고 일어선 그 사내 눈에 옆에 앉아있던 사람의 머리 정수리가 보입니다. 근데 머리 한 가운데 오백 원짜리 동전만큼 머리털이 없는 겁니다. 애들 쓰는 말로 땜빵이 눈에 띈 겁니다. 화장실을 다녀온 사내는 땜빵이 자기한테도 있다는 공통점을 발견합니다. "김형 머리에 땜빵 있던데 언제부터 있었소? 나도 땜빵이 있거든요." 옆에 사람, 앞에 있던 사람이 "나는 땜빵이 두 갭니다." 이렇게 땜빵 이야기로 불이 붙습니다. 그러다가 한 사람이 "이거 땜빵모임 하나 만들어야겠네" "그럽시다. 땜빵협회 만듭시다." 이름을 짓습니다. '대한땜빵협회' 그럭저럭 세월이 찔끔 흐른 후 모임에 회장이 뽑히고 부회장이 뽑히고 총무가 뽑힙니다. 명함도 만들어요. 명함 이야기는 나중에 한 번 더 할게요. 야외에 놀러도 가고 회원이 이사 가면 집들이도 가면서 땜빵협회 회원들이 늘어납니다. 그런데 어느 날, 그렇죠 어느 날, 비가 오는 날이라고 칩시다. 비오는 어느 날 땜빵협회 정기모임은 아니고 어쩌다 땜빵협회 회원 서너 명이 소주집에서 만나 이런저런 이야기 끝에 "야 명색이 땜빵협횐데 땜빵 큰 놈이 회장 해야되는 거 아냐?" 누군가 미끼를 물었습니다. "맞아, 땜빵협회는 땜빵 큰 놈이 장땡이지. 돈 많다고 회장 하는 게 어디 있냐?" "야, 나는 말을 안 해서 그렇지 땜빵이 두 개야."

글이 긴가요? 여기서 접을까요? 다음에 할까요? 아니다. 말 나온 김에 그냥 하자. 아니 살짝 지루해지려는데 그만하자. 그러죠. 일부 여기서 마치고 다음 회는 다음 기회로 미루지요. 저도 하다 보니 길 거라고 생각했지만 이렇게 길어지게 될 줄은 쩝! 땜빵협회에 불만을 가지 무리들의 다음 이야기는 어느 페이지에 다시 나오게 될지 기대하시라! 미친!!!

망상과 불안

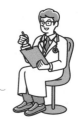

"녹색을 자주 보세요."

겨울에 우울증 환자가 증가하는 건 아무래도 일조량의 부족과 관련이 있다. 바스락거리고 쉽게 부서지는 낙엽처럼 마음도 연약해진다. 반대로 5월은 마음의 병을 치료하기 매우 좋은 시기다. 연두색의 탄력이 넘치는 잎사귀를 자주 보면 마음에 생동감을 부여한다. 골프를 치신다면 골프장에 자주 나가시고 걷기를 좋아하신다면 녹음이 우거진 둘레길을 걷는 것이 좋다. 집 안에 사계절 푸른 잎을 유지하는 공기정화 식물 화분을 두고 자주 바라본다면 겨울철 마음을 정화하는 데 도움이 될 것이다.

불안을 잊기 위해 술을 자주 마시는 습관은 좋지 않다. 정신적 안정을 위한 심리적 안정과 환기가 필요하다. 치료에 도움이 되는 3가지 약재는 아래와 같다.

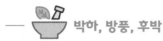

박하, 방풍, 후박

방향성 정유 성분이 풍부한 **박하**는 가슴을 시원하게 하는 청량감을 준다. **방풍**은 정체된 기운을 발산하는 데 도움을 주고 **후박**은 상기되어 얼굴이 붉을 때 그 기운을 아래로 내리는 작용을 한다.

망상은 현실과 동떨어진 생각이다. 다수의 생각과는 달리 혼자 그것이 맞다 생각하는 것이다. 물론 다수가 틀린 생각을 할 수도 있겠지만 본인이 환경적, 인격적으로 고립된 상태가 나타나면 망상이 나타난다. 사회나 타인으로부터 피해를 받았다는 생각은 피해망상이 되고 실제 존재하는 것보다 확대하여 생각하는 것은 과대망상이라 부른다.

과대망상은 피해망상으로부터 시작되기도 하고 피해망상이 과대망상으로 확대하기도 하므로 양자를 엄밀히 분리하기는 어렵다.

피해망상과 과대망상과 같은 질환은 우울증하고는 보호자나 가족들의 태도에 차이가 있다. 망상증은 가족들이 직접 피해를 겪을 수도 있으므로 처음에 따뜻한 보살핌을 주었던 사람도 점차 거리를 두고 심지어 떠나기도 한다. 여기서 환자는 분리불안증이 생길 수 있다.

우울증은 처음엔 너무 처져있고 침울한 모습이 자신에게도 전염되는 거 같아 피하다가 우울증이 심하여 자살 충동의 모습을 보이면 더욱 가까이 있으면서 보호하려는 경향을 보인다.

피해망상, 과대망상과 우울증 모두 바람 앞의 등불 같은 존재이나 환자가 느끼는 외로움은 망상 환자에게 더 크게 나타날 수 있다. 망상증 환자를 떠난 보호자도 처음부터 떠나진 않았을 것이고 긴 시간 지켜보다 나머지 가족들에게도 피해를 주는 모습에 질려 떠나기로 마음을 먹은 것이다.

피해망상은 기존에 몸담은 사회 조직에서 내쳐지는 상황에서 나타난다. 본인 생각으로는 토사구팽이 될 수 있으나 다른 사람은 그렇게 생각하지 않을 수도 있는 게 문제다.

회사를 위해 헌신한 직원, 남편을 위해 헌신한 아내, 교수님을 위해 연구와 잡일을 했으나 학위 수여가 늦어지는 대학원생이 믿었던 회사, 남편, 교수님으로부터 버림받는다면 피해망상은 복수심과 증오 더 나아가 폭력성으로 변할 수 있다. 마음을 진정시키기 위해 술을 자주 마셔서 알코올 의존성이 나타날 수도 있다.

조직에 대한 충성도가 높았던 사람의 상실감은 이루 말할 수 없으며 과도한 스트레스가 신체화 반응으로 나타날 때 위산과다증이 나타나기 쉽고 위 십이지장 궤양을 앓는 빈도가 높아진다. 여기에 술을 자주 마시면 궤양이 더 심해질 것이다.

위 십이지장 궤양에 걸려도 본인 스스로 소화가 잘된다고 생각한다. 다만 신경을 많이 쓰고 긴장 상태에 놓여 있으므로 대변이 항시 묽은 편이고 가슴과 목이 화끈거리고 속이 쓰려 낮에도 힘들고 밤에는 잠이 잘 오지 않는 증상이 나타나기도 한다.

망상이나 우울증 모두 치료하기 쉽지는 않으나 망상은 분리불안 증세로 이어지기 쉬우므로 가족의 희생과 헌신이 필요하다. 언제 버림을 받을지 모른다는 불안감에 보호자에 대한 의존적 성향이 강하기 때문이다.

무력감에 우울하고
입맛까지 없을 때

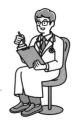

"도무지 먹고 싶다는 생각이 없어요."

최근에 체중이 많이 빠졌다면서 무력감을 호소하는 환자의 말이다. 입맛이 없는 건 첫째 생활의 의욕이 떨어졌음을 보여주는 것이고 둘째는 위장 운동이 떨어져 있다는 것이다. 결국엔 같은 얘기이기는 한데 식사 전 섭취한 음식물이 여전히 위장에 들어차 있다는 뜻이다. 저녁에 퇴근 후 더운물에 적신 물수건을 배에 대고 배꼽을 중심으로 시계 방향으로 여러 차례 문질러주는 걸 꾸준히 하면 위장 움직임이 나아질 수 있다.

무력감, 우울감, 입맛 없음의 순서로 증상이 나타나는데, 치료는 반대로 해나가면 된다. 먼저 소화력을 증진하여 입맛을 살아나게 하고 이는 삶의 욕구나 활력을 재생시킨다. 그러면 마음이 안정되고 영양이 충분하면 기력이 회복되어 무력감에서도 탈출할 수 있다.

추천하고 싶은 처방은 삼원음蔘圓飮이다.

 인삼, 용안육龍眼肉 (무환자나무과 용안의 열매를 말린 것), **귤피** —

여기서 핵심 약재는 **용안육**이다. **용안육**은 가슴을 편하게 하고 우울감을 줄여준다.

무력감이란 인체 내외의 자극에 대한 저항성을 상실한 상태라 표현할 수 있다. 내적인 무력감은 면역력과 관련되어 몸 안에 질병을 일으키는 외부 인자에 대한 방어력이 떨어진 상황이다. 외적인 무력감은 외부 활동을 위한 근력이 저하된 상태라 볼 수 있다. 힘이 없어 외부 신체 활동을 오래 하지 못하는 상태를 말하는 것이다. 걷기 운동을 10분만 해도 지치거나 마당에 잡초를 잠깐만 뽑아도 어지러워 빨리 집안에 들어가 드러눕고 싶은 마음이 드는 경우가 이에 해당한다.

실제 근력이 보기보다 떨어지지 않다면 외부 활동에 대한 자신감이 저하된 경우인데 이런 증상의 주요 원인은 우울감이다. 반드시 심각한 우울증이 아니더라도 마음이 위축되어 있으면 신체 활동 자체가 저하되는데 거리를 걸어도 전방을 응시하지 못한다. 땅바닥만 보며 힘없이 걸을 뿐이다. 일부러 고개를 들고 걸어봐라, 아무도 당신에게 신경 쓰지 않아, 라고 조언을 해도 고개가 쉽게 들리지 않는다면 우울감의 정도가 심해지고 있다는 증거다.

무력하고 우울감이 있다면 당연히 입맛이 없을 것이다. 입맛이 없는 상황은 전신의 기의 소통이 안 되는 것이 원인이다. 한의학에서 우울한 감정은 기를 막히게 한다고 설명한다. 기를 따라 혈액이 다니므로 결국 혈액순환도 안되는 것이다.

마른 체형의 사람은 저렇게 말랐으니 골골하지, 라고 생각할 수 있겠지만 정상이거나 과체중인 사람이 이런 증상을 호소하면 주변에서 심지어는 가족들까지도 이해하기 힘들어한다. 마음 꽁하고 있지 말고 밖에 좀 나가라, 덩치는 큰데 먹는 거는 왜 이리 깔짝거리냐 등의 말을 들을 수도 있다.

그런 말이 듣기 싫어서 평소보다 더 많이 먹어보는데 결과는 헛구역질에 이은 구토가 나타날 수 있다. 이런 경우 부드러운 죽종류부터 음식을 단계적으로 늘려가야 한다. 밥보다는 반찬의 종류와 양을 늘리고 무기력을 극복하기 위해 삶은 고기를 섭취하는 식습관을 가지고 저녁 식후엔 동네 한 바퀴 산책하시면 좋다. 반드시 긴 시간 동안 운동할 필요는 없다.

나도 혹시
공황장애?

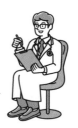

흔히 과호흡증후군 환자에게 볼 수 있는 증상인데 지나친 스트레스로 갑자기 맥박이 빨라지며 숨쉬기 힘들어하는 환자가 있다. 공황장애도 심하면 이런 증상이 나타나는데 이럴 땐 느리게 심호흡을 하는 것이 좋다. 소위 복식 호흡을 하면 좋은데 코로 숨을 크게 들이마시면서 아랫배를 부풀어 오르게 한 후 들이마신 숨을 입으로만 내뱉는 방법이다. 평소 쓰는 호흡법이 아니므로 꾸준한 연습이 필요하다.

공황장애는 뭉친 기를 흩어 소통시키는 것이 중요한 데 여기에 해당하는 3가지 약재를 소개한다.

향부자, 진피(말린 귤껍질을 묵힌 것)**, 계지**

향부자는 스트레스가 간에 쌓이는 것을 풀어주고 **진피**와 더불어 가슴부위에 막힌 기를 소통시킨다. **계지**는 혈액을 따뜻하게 하여 **향부자**와 **진피**가 풀어준 기를 전신으로 골고루 이동시킨다.

가을에서 겨울로 넘어가면 일조량이 점점 부족해진다. 사람이 햇볕을 많이 못 쬐면 마음이 우울해지기 마련이다. 잘 아시다시피 멜라토닌이라는 물질이 부족해지기 때문이다. 멜라토닌이 부족하면 우울증, 불면증이 찾아오기 쉬운데 평소 스트레스가 많은 경우 공황장애가 유발될 수도 있다.

갑자기 심장이 두근거리고 숨이 막히는 거 같고 목을 조이는 듯한 느낌이 나타나는 증상이 나타나는 질환이 공황장애다. 여기엔 다른 정신 신경학적 문제와 마찬가지로 불안한 마음이 자주 든다.

모든 정신질환의 출발은 불안이라고 볼 수 있다. 공황장애 증상이 나타나면 보통 1시간 내 수그러드는데 가벼운 증상이 오래 지속되기도 한다. 불안 때문에 멀리 나가는 것을 두려워하게 되고 몸의 사소한 변화에도 민감해지게 된다.

증상에 대해 자꾸 인터넷 검색을 하고 그것과 나 자신의 모습을 연결하려고 하고 자꾸 뭔가를 확인하려 검사를 자주 받게 된다. 이러한 건강염려증 역시 공황장애에서 볼 수 있는 증상이다.

지금 열거한 증상들을 중심으로 부수적인 증상들이 나타나는 빈도가 늘어나면 스스로 공황장애가 아닌지 의심해 볼 수 있다.

지나치게 긴장을 잘하여 식은땀을 잘 흘리고, 가슴이 답답하고 통증이 있거나 속이 울렁거리고 토할 거 같은 느낌이 들 수 있다. 여기에 현기증이 자주 나타나고 몸 특히 상체 얼굴 부위로 열이 오르는 느낌이 나타날 수도 있다. 그리고 호흡하는 것이 불편할 수 있는데 특히 코와 목이 답답한 느낌이 들기도 한다. 하지만 목과 코안에 특별히 뭔가 들었거나 하지는 않는다. 기분상 그런 느낌이 드는 것이다.

공황장애 환자는 생각보다 많다. 심장에 특별한 이상이 있는지 확인차 검사받는 사람의 상당수가 공황장애 환자라는 말도 있다.

공황장애의 치료에 대해 약물요법과 심리치료 등으로 정신을 안정시키도록 돕는 것이다. 실제로 마음을 내려놓고 편해져야 증상이 호전되는 건 사실이다.

그래서 공황장애를 치료하는 데 제일 필요한 건 '스트레스에 대해 둔해져라.'이다. 공황장애의 가장 흔한 원인이 스트레스이기 때문이다. 사소한 일에 가슴이 두근거리는 것이 공황장애의 출발이기 때문에 스트레스 상황이 발생하면 즉시 다른 일에 몰두하는 것이 좋다.

독서나 운동, 악기연주, 노래 부르기, 아무 생각 없이 몸을 힘들게 하는 육체노동에 몰두하는 것이 좋은데 이는 스트레스를 다른 것으로 전환하는 방법이다.

울렁거리는 가슴 안고

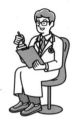

배를 타고 먼 섬으로 이동하면 속이 울렁거리면서 어지럽다. 이미 말했듯이 공중보건의로 병원선을 타고 섬들을 돌아다니며 진료 활동을 했었다. 항상 목포에서 출항하였는데 한 시간 정도의 거리는 배 안에서 아무렇지도 않았지만 완도군에 있는 섬처럼 여섯 시간 정도 배를 타거나 파도가 일정 수준 이상으로 높은 경우엔 배가 상당한 수준으로 흔들렸다. 이럴 때 바닥에 머리를 대고 누워있어야 한다. 배에 타고는 있으나 파도에 몸을 맡기는 것이다. 집 안에 있을 때 갑자기 울렁거리며 어지러운 경우에도 머리를 바닥에 붙이고 그대로 누우면 증상이 가라앉을 것이다.

가슴 울렁거림을 해소하기 위해 가슴에 몰린 기의 흐름을 풀어

줄 필요가 있다. 여기에 해당하는 3가지 약재를 안내한다.

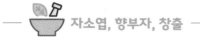
자소엽, 향부자, 창출

자소엽은 가슴이 답답함을 해소하는 데 **창출**과 더불어 정체된 습을 제거하면 울렁거림을 완화할 수 있다. **향부자**는 **자소엽**의 도움을 받아 가슴과 옆구리, 복부 팽만감을 해소한다.

속이 울렁거리는 증상은 소화력이 약하고 위 속에 분해가 덜 된 _(혹은 분해는 되었지만 위 출구에서 소통이 부진) 액상의 음식물이 오래 남아있는 경우 나타나는 증상입니다. 대개는 기능성 소화불량 환자에게 많이 보이나 위산과다로 공복시 속쓰림을 자주 겪는 분들도 경험합니다.

그렇다면 가슴이 울렁거리는 증상은 어떤 상황일까요? 가슴엔 위처럼 음식물을 저장하는 장기가 없습니다. 역류성식도염이라면 역류한 위 내용물로 인해 식도가 팽만하게 되고 이때 국물이나 식사 중 물을 많이 마신다면 가슴이 울렁거릴 수 있습니다. 따라서 역류성식도염 환자들은 식사 중 혹은 직후 물을 많이 마시는 것이 좋지 않습니다. 차라리 공복에 따뜻한 물을 조금씩 자주 마시는 것이 좋습니다.

또 다른 상황은 노이로제나 히스테리가 유발된 경우입니다. 흔히 신경증이라고 말하는데요. 사람마다 증상의 정도는 다르나 대인기피 성향이 강하다는 것이 공통점입니다. 타인과 마주할 때 지나치게 긴장을 하거나 아니면 과거에 경험한 사건이 무의식 속에 남아있다 한 번씩 올라오는 경우 이런 증상이 나타나는데 가슴이 공허한 기분이 듭니다. 예를 들어 남편과 따로 살다가 시부모님과 함께 살게 된 며느리가 받는 스트레스가 신경증을 유발할 수 있습니다. 가슴이 답답하고 뭔가 소통이 되지 않는 증상은 비슷하나 숨쉬기 힘든 증상이 나타나는 공황장애와는 구별됩니다.

얼굴에 생기가 없는데 의미 없는 웃음을 흘리기도 합니다. 미소하고는 거리가 멀다고 볼 수 있습니다.

전신에 힘이 없는데 전형적으로 심장의 기가 허한 상황입니다. 조금만 걸어도 숨이 차기 때문에 외부 활동을 꺼립니다. 외부 기온과 상관없이 조금만 움직여도 땀이 주르륵 흘리는 것도 불편합니다. 이때 땀이 목덜미에서만 나고 이마에서 나지 않는 상황이 벌어진다면 얼굴이 늘 상기된 기분이 들고 머리에 열이 갇힌 느낌이 듭니다. 그러면 초조하고 불안한 마음이 심해집니다.

노이로제나 히스테리의 정신적 유발 인자가 사라지면 증상들은 차근차근 사라질 테지만 사람과의 관계 문제에 있어 상대가 갑자기 바뀔 것을 기대하기가 어려운 게 현실입니다.

일단 육체적인 문제 특히 심장의 기를 보강하여 정신적 피로도에 대한 내성을 키워야 합니다. 당장 집 밖에 나가는 것이 힘들면 집안에서라도 분주하게 움직일 힘이 필요하다는 얘기입니다. 그러다 보면 더 적극적으로 바뀌게 되고 활동 영역 또한 넓어지게 됩니다.

적응에
문제가 있다면

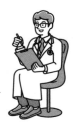

"그때는 어쩔 수 없이 다른 애들을 따를 수밖에 없었어."

대개 학교에서 따돌림을 당하는 경우를 보면 분위기에 맞지 않는 소리를 자주 하고 지나치게 이해력이 떨어지는 학생들이 많은데 여학생의 경우엔 너무 예뻐도 그런 일이 벌어지는 것 같다. 이 여학생이 어른이 된 후 그때 자신을 따돌렸던 친구를 다시 만났을 때 했던 말이라고 한다. 어떤 아이를 따돌리는 데 있어 양심의 가책을 받았으나 따돌림당한 아이를 돕다 자신도 따돌림당할까 두려웠다는 얘기다. 모나지 않게 살고 튀는 행동을 삼가는 것이 따돌림을 당하지 않는 법이라 할 수 있지만 예쁜 건 어쩔 수 없는 것 같다. 이런 경우는 일부러 추레한 모습으로 다녀야 할까?

쉽게 흥분하여 기가 위로 오르지 않기 위해 심장을 안정시키고 식도와 위장의 운동을 같이 개선하면서 정신적 오해를 풀어나가면 치료된다. 여기에 부합하는 3가지 약재를 소개한다.

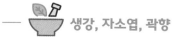 **생강, 자소엽, 곽향**

흥분한다고 억지로 정신을 누르는 치료만으로는 원하는 목적을 얻기 힘들다. **곽향**과 **자소엽**의 방향성芳香性 성분들은 기분 전환 효과를 가지고 정신적 피로도를 낮춘다. **생강**은 **곽향**과 더불어 소화기관의 운동을 돕는다.

적응이라고 하면 어떤 사람이 처음 접하는 낯선 환경에 순응하여 잘 살아가는 것을 떠올리게 된다. 어린이가 처음 어린이집이나 유치원에 가거나 초등학교에 입학한 후 상급학교에 진학하고 군에 입대하거나 직장에 취업하면 새로운 환경에 적응해야 한다.

새로운 환경에선 새로운 사람들을 만나야 한다. 이들과의 소통이 잘 되면 특별한 스트레스를 받지 않고 잘 적응하는데, 이런 과정이 순탄치 않으면 부적응상태가 나타날 수 있다. 부적응이 오래되어 치료가 필요한 상황이 적응장애다.

적응장애는 낯선 환경에 서툴고 내성적인 성격일 때 잘 나타나는데 어릴 적부터 가족 간 유대감이 떨어지고 수줍음을 잘 타는 사람이 적응에 어려움을 겪는다.

적응장애는 여러 사람보다는 특정인과의 관계에서 소통이 안 되는 문제에서 유발되기 쉬운데, 시어머니와 며느리(요새는 시아버지와 며느리의 갈등도 많은 편), 학교 선생님과 학생, 군대나 직장에서 선임과의 관계 불통을 예로 들 수 있다.

적응장애는 정신적 문제로만 그치지 않고 신체적인 증상이 함께 동반된다. 소화가 잘 안 되거나 위산이 역류하는 역류성식도염에 잘 걸리는데 심장이 수시로 두근거리는 증상이 있다면 가슴이 뻐근하고 답답하며 가슴에 열이 몰린 느낌이 들다 이 열이 얼굴로 올라와 입과 목 안이 마르고 눈이 피곤하고 이마에 열감이 나타날 수 있다. 이마를 중심으로 두통이 발생하는데 옆머리와 정수리로 이어지기도 하고 이어 불면증이 될 수 있다. 자고 나도 개운치 않고 몸이 무기력하며 소화가 안 되면 입맛이 뚝 떨어지기도 한다.

급하고 예민한 성격이면 증상이 잘 낫지 않는다. 관계 불통에서 출발한 증상이므로 갈등 대상자와 거리를 두는 것이 좋은데 피할 수 없다면 어느 한쪽이 자기를 낮추어야 한다. 갈등의 대상자와 대화를 통해 서로 한 발짝 물러서는 용기가 필요하다.

적응장애를 겪고 있다면 갈등 대상자에게 내 몸에 나타난 증상에 대해 허심탄회하게 얘기하는데(여기서 상대방이 발병 원인이라고는 절대 말하면 안 되고 자신이 예민하고 소심한 탓이라고 말하는 여유가 있어야 합니다) 상호 오해의 종류를 파악하고 이를 풀어내야 한다.

연장자라고 손아랫사람인 네가 나를 무조건 이해해야 한다고 말하면 문제는 결코 해결될 수 없다.

전유성의 휴게소

내가 제일 하고 싶은 말

"엄마 어디 갔어?"

"밥 줘!"

"아버지 나 좀 업어줘."

"나도 업어줄게. 더 크기 전에."

"나도 밥 퍼줄게. 밥 식기 전에."

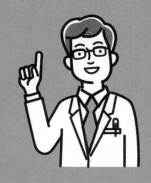

보약 네 첩

일상의 다양한 증상 해결

내 몸
보약은
내가
만든다

다리 저림, 가슴 두근거림, 소화불량, 잠이 안 올 때

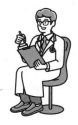

'한 걸음 한 걸음.'

다리에 힘이 없으면 한 걸음 내딛는 것이 얼마나 힘든 일인 줄 안다. 좁은 골목에서 어르신이 앞서 걸어가시면 뒤에 있는 젊은이는 빨리 추월하고 싶을 것이다. 어르신이 빨리 걸을 줄 몰라서 그런 건 아닐 것이다. 나이가 들어도 꾸준한 산행이나 걷기 운동으로 하체 근육을 강화하면 운동을 안 하는 젊은이도 따라가지 못할 것이다. 하루 20분 정도 걷기 운동을 날마다 생활화하면 근력은 물론 고혈압 예방에도 좋다.

순환을 개선하고 영양분을 피를 통해 멀리 전달하려면 심장을 튼튼히 해야 한다. 심장이 튼튼하면 가슴 두근거림이 해소되고 잠이 잘 온다. 다음 약재를 차로 끓여 마시면 좋다.

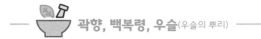

곽향, 백복령, 우슬(우슬의 뿌리)

곽향은 기의 순환을 돕고 잠자던 소화 기능을 깨워준다. **백복령**은 심장 리듬을 안정시켜 정신을 안정하므로 수면에 도움을 준다. **우슬**은 무릎 아래 다리의 혈액 흐름을 좋게 해 저림증을 해소한다.

생활에 지장을 주는 여러 증상이 있지만 잠이 안 오는 것만큼 고역이 없을 것이다. 잠이 안 오는 이유는 정신적 스트레스가 주요 원인을 차지하는 데 신체에 나타난 여러 증상 때문에 잠이 안 올 수 있다.

다리가 저리고 붓고 가슴이 두근거리고 소화가 잘 안 되는 증상이 복합적으로 나타나는 경우 수면의 질을 떨어뜨린다. 성격은 차분하면서도 예민한 경우 이런 증상들이 잘 나타나는데 다른 사람에게 피해를 주지 않으려는 성향을 가지고 있고 타인과의 관계 속에서 벌어진 일들을 가슴속에 오래 간직하는 성격을 가진 경우다.

타고나기를 약한 소음인들이 이런 모습을 보이는데 중풍이나 심장병 같은 큰 병을 앓은 후 체력이 급격히 떨어진 이후에도 이런 증상이 나타날 수 있다.

가슴 두근거림은 가만히 있으면 괜찮다가 일을 하거나 좀 움직이다 보면 나타나고 소화력은 상대적이긴 하지만 밀가루 음식만 부담

되는 경우부터 죽도 못 먹고 미음만 드실 수 있는 등 다양하다.

다리 저림증은 무릎 아래 다리의 바깥쪽에 주로 나타나는데 당뇨가 있는 경우 증상이 더 심하게 나타나고 차거나 남의 살을 만지는 듯한 마비감이 들 수도 있다.

전반적으로 몸이 찌뿌둥하여 아침에 일어나기 힘들고 다리가 무겁고 저리므로 가까운 거리라도 걷기가 불편한데 나중엔 걷기 자체가 싫어지고 밖에 나가는 것조차 꺼려진다. 움직임이 적어지므로 다리는 물론 얼굴과 손발이 붓기도 한다.

어디서부터 고쳐야 증상을 해소할 수 있을까 고민할 수밖에 없다. 우선 소화기부터 달래야 한다. 한의학에서 소화기인 비脾는 사지 말단을 관리하는데 소화력이 좋아지면 팔다리 끝까지 영양물질을 공급하여 근력을 키우고 순환을 개선한다.

무서운
뇌졸중의 예방

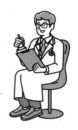

"그러다 풍 맞는다."

시골의 어느 낯선 길을 걷다 물을 사기 위해 슈퍼마켓에 들렀다. 계산하고 나오는데 슈퍼 앞 테이블에 마주 앉은 두 어르신 중 한 분이 새우 과자에 소주 두 병째 드시고 있는 분에게 하시는 말씀이었다. 대낮에 술을 많이 마시는 사연이 무엇인지 알 수는 없고 단지 술을 좋아하셔서 그럴 수도 있겠다고 생각을 해보았다. 풍은 중풍을 줄여 말씀하신 것인데 뇌졸중을 말한다. 뇌졸중에 걸리는 분들을 보면 고혈압 당뇨와 같은 질환을 오래 앓고 음주 흡연을 오랜 세월 동안 하신 경우 그리고 혈전 발생률을 높이는 심방세동을 앓고 있는 경우가 많았다. 술을 지나치게 오래 섭취하면 뇌졸중에 걸릴 수도 있으니 젊어서부터 절제하는 것이 좋다.

중풍은 발병한 이후보다는 예방이 중요하다. 물론 중풍 발병 후 빠른 재활도 중요한 데 그러려면 신경학적 회복에 도움이 되는 3가지 약재를 소개한다.

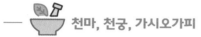

천마, 천궁, 가시오가피

천마는 뇌혈관 질환 예방과 치료에 도움을 주고 **천궁**은 머리의 혈액순환을 개선하고 **가시오가피**는 신경 세포와 면역력의 회복에 도움을 준다.

아직도 뇌혈관 질환으로 인한 사망률은 암, 교통사고, 심장발작 등과 더불어 높은 비율로 나타나고 있습니다. 뇌혈관 질환 흔히 중풍이라고 알고 있는 질환을 뇌졸중이라 부릅니다. 뇌졸중은 혈관의 막혀 막힌 혈관으로부터 혈액을 공급받지 못하는 특히, 산소를 공급받지 못해 뇌 기능 일부가 저하되는 상황이 나타납니다. 뇌경색과 뇌출혈이 대표적인데 특히 뇌경색의 빈도가 갈수록 높아지고 있습니다.

뇌졸중은 기온이 내려가는 겨울에 발병 환자가 많고 여름엔 줄어드는 경향을 보이는데, 추운 날씨에는 혈관이 수축하기 쉬우므로 원래 순환이 안 되는 상황을 더 악화시킬 수 있기 때문입니다.

뇌졸중은 선행 질환이 있는 경우 발병률이 올라가는데 대표적인 질환이 심방세동입니다. 심방세동은 평소 정상이던 심장 박동이 갑자기 빠르고 불규칙해지는 질환을 말합니다. 심방세동이 뇌졸중 확률을 높이는 이유는 혈전 발생률을 높이기 때문입니다. 여기에 고혈압, 당뇨, 고지혈증, 즉 3대 성인병이 있으면 뇌졸중 발병확률을 올리고 오랫동안 흡연을 한 사람에게 발병률은 더 높아집니다.

뇌혈관 질환으로 뇌 조직에 혈액 공급이 원활하지 못한 상황, 허혈 상태에 이르면 뇌세포의 파괴와 괴사가 일어나는데 완전히 망가지면 회복이 되지 않습니다. 다만 주변의 정상 뇌세포들이 망가진 세포의 기능을 일부 보존하는 것으로 추정하고 있습니다. 그렇지 않다면 모든 중풍 환자들이 병상에서 일어나지 못할 것입니다.

뇌졸중은 의식이나 감각기능의 저하를 유발하나 운동능력 손상을 많이 가져옵니다. 중풍 환자의 80% 이상이 운동능력 저하를 보입니다.

운동능력 저하는 한쪽 팔다리의 힘이 빠지고 자신의 의지대로 움직이기 힘든 상황이 나타납니다. 팔이 축 늘어져 팔걸이를 해야 할 수도 있고 마비된 팔의 피부 표면은 반대편보다 차갑습니다. 그만큼 순환이 안 되는 것입니다. 다리 근력이 떨어지면 보조자의 도움 없이는 걸을 수 없기도 합니다. 그래서 중풍을 맞은 후엔 재활치료가 중요한 것입니다. 내버려 둔다면 회복되지 않은 상태에서 멈추기 때문입니다.

언어능력 역시 마찬가지입니다. 얼버무리거나 주변에서 알아들을 수 없는 소리를 내는 상황을 재활치료를 통해 고치지 않으면 의사소통에 문제가 발생합니다.

운동마비는 빠르면 두 달 정도에 회복 반응을 보이는데 길면 일년 이상 지속됩니다. 여기에 회복 반응이란 좀 나아지는 기미를 말하는 것으로 운동기능의 완전한 회복을 의미하는 건 아닙니다. 뇌졸중은 특히 예방이 필수임을 보여주는 대목이라 할 수 있습니다.

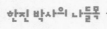
진료비 대신에 먹을 것으로 받는다면

행림杏林이라는 단어가 있다. 살구나무가 무성한 곳이라는 뜻인데 오래전 중국의 명의가 환자들로부터 진료비 대신 살구나무 묘목을 받아 심었는데 나중에 살구나무 숲이 되었다는 데서 유래한 말이다.

진료비를 받지 않고 의술을 펼친다는 것이 요즘 세상에선 너무나 어려운 일이다. 우선 책임져야 할 가정이 없어야 할 것이고 생활에 필요한 기본적인 경비를 누군가로부터 지원을 받아야 할 것이다. 그러려면 많지는 않더라도 정기적인 보수를 받는 자선 단체나 일정 수준의 급료를 받는 국가 공무원이 되어야 할 것이다. 여기에 해당하는 국가 제도로 공중보건의사 파견이 있다. 대한민국에서 남자라면 군 복무의 의무가 있고 의사에게는 특별히 대체 복부 제도가 있는데 이것이 바로 공중보건의사다. 공중보건의사는 도심에서 근무할 수도 있고 도로로 연결되지 않은 섬이나 산골에서 근무할 수도 있다. 웬만하면 다들 도심에서 근무하고 싶을 것인데 외딴곳에서 근무하는 이유가 있는데 일단 배치 시험에서 좋은 성적을 받지 못한 탓이고 교통이 좋지 못한 곳에서 1년간 근무하면 나중에 원하는 지역에서 근무할 기회를 얻을 수 있다. 주로 병원선과 섬에서 근무하는 사람에게 혜택에 돌아가는데 섬이 많은 전라남도가 압도적으로 많고 다음엔 인천 옹진군이 있고 경상도에선 울릉도와 통영 정도가 있다.

나도 시험을 잘 못 쳐서 전남에 갔다가 병원선을 타게 되었다. '구원호'라는 이름의 기독교 의료 선교를 위한 배인데 여기서 근무한 1년간의 추억이 오래도록 떠오른다. 우선 국가에서 일종 수준의 급료를 받는데 혼자 생활하는 데는 큰 무리가 없었다. 이 섬 저 섬 다니는 재미가 쏠쏠했다. 나중에 따로 휴가 계획을 세워 다니기엔 비용과 시간이 많이 들고 당시 선장님한테 들은 얘기로는 배 한 번 출항할 때 기름값이 장난 아니라고 하신 말씀이 생각난다, 전기차가 앞으로 대세일 텐데 전기로 가는 배가 다니는 세상도 오지 않을까.

배에서 출렁거리는 건 배 바닥에 누워 한 숨자면 되는데 나중에 땅을 밟으면 다리가 휘청거린다. 배를 타고 다니다 보면 나중엔 육지 멀미를 하게 된다. 섬 들을 다니다 보면 모든 음식을 배와 섬에서 해결한다. 배에선 갑판장님이 밥을 만들어 주시고 선교하는 배이다 보니 섬에 있는 교회 예배당 의자를 치우고 침을 놔드리고 나중에 지역 목사님과 섬 주민이 제공한 식사를 하였다. 이때 수산물은 모두 자연

산이라는 점이다. 그리고 어쩌다 육 고기를 주시는 경우엔 상당히 대접받는 기분이 들었다. 섬엔 육 고기가 귀하니까. 침 맞고 바로 바다에 나가서 잡은 우럭 삼치, 진료 전날 잡은 갑오징어 등 값으로 매길 수 없는 후한 인심에 마음이 평안해졌다. 여수 돌산 지역에서 진료할 땐 하루 100명 넘는 어르신이 방문하여 몹시 힘이 들었는데 풍성한 수산물로 가득한 남도 한정식은 물론 진료를 마치고 떠날 때 갓김치를 몇 통씩 주신 것도 기억이 난다.

서울에 있는 내 한의원에서 진료할 때도 치료해줘서 고맙다면서 간혹 삶은 달걀과 과일, 케이크를 사 들고 오시는 환자분들이 계신다. 이렇게 하시는 분들은 대부분 어르신이다.

꿈같은 얘기이지만 내심 모든 의사가 공무원이면 좋겠다고 생각해 본다. 나이가 들고 진료 연수가 늘어나면 호봉도 올라가고 원하는 지역을 정해서 진료하고 현지의 맛난 음식을 먹으며 즐거운 인생을 보내는 것도 좋을 것 같다. 진정한 자연인은 깊은 산속에 살지 않고 삭막한 도시에 살면서도 초연하다는데 나는 아직 준비가 안 되어 있다.

체온계는 정상인데 열이 느껴질 때

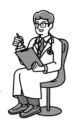

"얼굴에서 자꾸 열이 나요."

아직 폐경이 되지 않은 심지어는 30대 후반의 여성도 이렇게 호소하는 경우가 있다. 월경은 하지만 생리량이 적거나 주기가 불규칙하면 얼마든지 열감을 느낄 수 있다. 이런 열감은 소화력이 떨어지면 심해지기도 한다. 소화력의 정도는 복부 근육의 단단함과 긴장이 풀어지는 양상으로 평가할 수 있는데 침 치료를 위해 주기적으로 방문하는 환자의 복부가 말랑말랑하면 요 며칠은 열감이 없지 않았냐고 물으면 그렇다고 대답하는 경우가 많다.

체온계 상 수치가 올라가는 열을 실열實熱이라 부른다. 실열은 외부에서 유입된 원인이 많으므로 이를 제거하는 치료를 통해 열을 낮출 수 있다. 반면 허열은 몸 내부의 기와 혈이 허한 상태가 원인이므로 이를 보강하는 과정에서 열감이 사라진다.

실열은 해열제로 충분한 효과를 기대할 수 있으므로 허열에 도움이 되는 약재 3가지를 알려드리면 다음과 같다.

 옥죽玉竹(둥굴레), **구기자, 산수유**

옥죽은 폐와 위의 진액을 보강하여 상체열을 예방하고 **구기자**는 간의 진액을 보강하여 눈에 열을 내리며 **산수유**는 비뇨생식기의 진액을 보강하여 열이 위로 오르는 것을 막는다.

몸에서 열이 나는 증상을 발열이라고 부른다. 정상 체온이 36.5 도라 봤을 때 이보다 높아져, 가령 37도 이상으로 올라가는 상황을 통상적으로 발열이라 지칭한다. 그런데 한의학에서는 체온계 상 열이 올라가는 것은 물론 스스로 열감을 느끼는 것도 발열에 속한다.

발열이 나타나는 대표적인 원인은 아마도 세균과 바이러스 감염일 것이다. 이럴 땐 38도 이상의 고열을 동반할 때가 많고, 목이 붓거나 콧물과 기침이 나고 몸이 나른한 증상이 동반되고 임파선淋巴線이 부어 목이 붓기도 한다. 감기나 식중독에서 나타날 수 있는데 결핵균에 감염되었을 때도 미열이 몇 달간 지속되기도 한다.

원인을 알 수 없는 열도 있는데 병원이나 낯선 장소에 가거나 사람을 만났을 때 긴장감으로 열이 나기도 한다. 아이들의 성장기엔 발진을 동반한 열이 나타날 수도 있다.

체온계 상 열이 올라간 경우엔 꼭 필요한 경우 해열제를 복용하거나 땀이나 배변을 통해 열을 내리는 방법이 있다. 열이 약간만 올라도 해열제를 남용하는 건 좋지 않은데 코로나 질환처럼 타인에 대한 감염성은 물론 증상의 원인은 해결하지 않은 채 나타난 결과물인 열을 일시적으로 낮추는 건 병을 더 키울 수 있기 때문이다. 갑자기 급체후 열이 나는 경우 체기를 해소해야 하는데, 복부 전체가 더부룩한 경우엔 변을 묽게 만드는 처방으로 열을 내리기도 한다.

발열 시 동반될 수 있는 증상으로는 오한이 함께 나타날 수 있는데, 속은 열이 나는데 겉으론 벌벌 떨고 이불도 덮지 않는 증상이 나타날 수 있다. 이를 진열가한증眞熱假寒症이라 부른다. 실제론 열인데 가짜로 한기가 느껴지는 증상으로 이해할 수 있다.

체온계는 정상이지만 열감을 느끼는 질환을 허열虛熱이라 부른다. 허열은 지속적이진 않고 일정 시간에 열감이 나타났다 사라지는 모습을 보인다. 기거 허한 경우엔 오전 시간에 열감이 주로 나타나고 혈이 부족한 경우엔 오후나 저녁에 열감이 느껴진다. 갱년기엔 수시로 열이 오르락내리락한다. 폐경 직후 증상이 심하지만 60대까지 이어지기도 한다.

가슴이
아파요

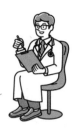

대화를 나누다 흥분하여 자신의 가슴을 치는 사람들을 가끔 본다. 상대와 말이 통하지 않는다고 생각해서 답답한 가슴을 세게 치는 것인데 바꿔 생각하면 그 상대의 가슴도 답답할 것이다. 그런데 가슴이 답답할 때 너무 세게는 말고 가볍게 치는 게 오히려 가만있는 사람보다 도움이 된다. 가만있는 사람은 가슴에 쌓여 나중에 화병이 될 수 있는데 치는 사람은 그 자리에서 어느 정도 풀었기 때문에 얼마 지나지 않아 먼저 웃으면서 아무 일도 없었던 듯이 행동한다.

가슴 통증 치료는 가슴에 양기를 충만하게 하여 심박출량을 늘리는 것이며 담과 어혈을 제거하는 방법을 병행하면 좋아진다.

도움이 되는 처방으로 길경지각탕桔梗枳殼湯을 소개한다.

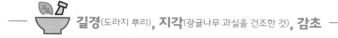 **길경**(도라지 뿌리), **지각**(광귤나무 과실을 건조한 것), **감초**

길경은 기침과 가래를 삭히는 효능외에 하복부 가스 창만을 해소하여 인체의 상하소통을 돕는다. **지각**은 가슴에 맺힌 담痰을 제거하고 **감초**는 폐의 기를 보강하여 기침을 멈춘다.

가슴 통증은 과거부터 심통心痛, 흉비胸痺, 위완통胃脘痛 등으로 불렸다. 요즘뿐 아니라 과거에도 유사한 증상을 가진 사람이 많았다는 뜻이다.

증상은 가슴 통증, 가슴 저림, 가슴 답답함, 가슴 따끔거림 등으로 다양하게 느껴질 수 있다. 완만하고 일시적인 증상이라면 대수롭지 않게 여길 수 있지만 급박한 증상이 나타나면 반드시 생명을 위협할 수 있다. 과거에 심각한 가슴 통증이 나타나면 오늘날처럼 응급의학이 발달하지 않아 이로 인한 사망률이 높았을 것으로 보인다.

가슴 통증과 연관된 주요 장기는 심장이다. 하지만 심장 말고도 역류성식도염으로도 가슴 통증이 나타날 수 있으므로 위와 식도와 관련성도 높다고 볼 수 있다. 이 말은 가슴 통증의 원인을 심장과 위 식도를 잘 구분해야 한다는 것인데 실상은 쉽지 않다. 심장에 심각한 상황이 있음에도 위장질환으로 오인하여 긴급 조치를 못 하는 경우 문제가 발생할 수 있다는 말이다. 그런데 심장이 좋지 않다면 위 식도 역시 안 좋은 경우가 많으므로 가슴 통증이 있다면 심장과 위 식도를 같이 치료할 필요가 있다.

가슴 통증이 심장 자체에 원인으로 유발된다면 협심증과 심근경색을 의심할 수 있을 것이다. 협심증은 심근경색보다 증상이 완만하고 일정 시간 경과 후 일상으로 복귀가 쉬우나 심근경색은 생명을 위협하는 상황으로 발전할 수 있다. 왜냐하면 심장에서 혈액을 전신 구석으로 보내는 기능이 마비되기 때문인데 세포, 조직, 장기가 제 기능을 발휘할 수 없고 사망이라는 치명적인 결과로 이어질 수도 있는 것이다.

한의학에선 이러한 가슴 통증을 진심통眞心痛이라 불렀다. 오디션 프로그램을 보면 심사 위원이 잘하는 출연자를 만나면 진짜가 나타났다, 라 말하는 경우를 본 적이 있을 것이다. 진심통은 가슴 통증 중에 진짜다. 그만큼 치명적이다. 응급상황에서는 빠른 조치가 필요하다. 뇌졸중의 경우 골든타임이 3시간인데 심근경색(진심통)의 경우엔 1~2시간 이내다. 그만큼 사안이 촉박하다.

뇌졸중과 심근경색은 모두 전조 증상(동반 증상)이 있다. 뇌혈관 질환의 전조 증상은 발병 2~3주 전부터 나타나는 경우가 많은데, 심근경색은 발작 1~2시간 전에 나타나 응급조치에 대한 마음의 준비 시간이 짧다. 그러니 평소 동반 증상에 대해 잘 인지해야 한다.

가슴 통증의 원인에 대해 살펴보겠다.

먼저 차가운 기운이 몸 안에 침범하는 경우다. 외부 기후가 내 몸에 안 좋은 영향을 미치는 기운을 사기邪氣라 부르는데 겨울엔 찬 기운으로 몸도 움츠러들고 혈관도 수축한다. 심장을 둘러싼 관상동맥이 수축한 상태가 오래 지속되면 심장의 근육도 영양공급을 받지 못하여 그 기능이 상실된다.

그렇다면 차가운 기운만 문제 될까? 아니다. 겨울만큼은 아니더라도 여름에도 가슴 통증이 나타날 수 있다. 더운 기운 때문에 혈관은 확장될 테지만 혈관 속 내용물의 문제다. 아무래도 체액 손실이 늘다 보니 혈액의 점도가 높아질 수 있고 혈류가 거칠어지는 것이 그 이유다.

아무래도 젊은 사람에 비해 중 장년에서 증상이 나타날 확률이 높아지는데 40대 중반 이후라면 양기가 쇠해지기 시작한다. 양기 저하는 심박출량의 저하로 이어진다. 심장의 출력이 떨어지는 상황에서 심장에 혈액을 공급하는 관상동맥의 흐름이 안 좋아진다면 가슴 통증 발생확률이 올라간다.

생각과 근심이 많고 화를 자주 내는 경우 심장에 부담을 준다. 이때는 중간단계로써 간의 대사를 비롯한 노폐물을 제거하는 작용이 떨어지고 어혈 발생이 늘어난다. 어혈은 혈액 흐름을 방해하는 주요 원인이다.

어혈만큼 심장 혈관에 영향을 주는 건 담痰이다. 담은 습濕과 열이 많은 음식을 자주 섭취하거나 소화력이 떨어지는 경우 유발된다. 습열이 많은 음식은 술과 기름진 음식을 뜻한다. 이런 걸 즐기는 분들에게 고지혈증이 유발되고 가슴 통증과 심장병이 있으면 콜레스테롤

조절 약을 같이 드시는 것이다.

동반되는 증상은 가슴 두근거림, 손과 발끝이 차갑고 저림, 얼굴이 창백하고 입술이 보랏빛으로 바뀔 수 있다. 가슴 답답함과 두근거림이 야간에 심해지면 불면증으로 이어지기도 하고 가슴 통증이 있을 때 어깨나 등이 함께 뻐근할 수도 있다. 잘 때 식은땀이 나고 이명, 어지럼증은 물론 무릎이 시리고 매사 의욕이 없고 말하기도 귀찮은 증상이 나타나기도 한다.

전유성의 휴게소

※명함 이야기 하나

처음 만난 상대방이 명함을 건네줄 때 '마침 내 명함이 떨어졌다'며 '다음에 주겠다'고 말하고 나중에 주는 사람 한 명도 못 봤다고 말할 수 없다. 한 명 봤으니까.

명함을 건넨 며칠 후 집으로 편지 한 통이 왔다. '그때 명함을 못 드려서 죄송했다'며 편지에 명함이 들어있었다. 그때의 신선함이란?

자기가 받은 내 명함에 주소가 있으니까 간단한 사연과 함께 명함을 보내온 거다.

한번 시도해보세요. 문자나 카톡 받은 거보다 오래 기억되는 당신이 될 겁니다.

요실금에
좋은 건?

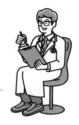

"2시간마다 잠에서 깨 화장실에 가요."

취침하기 전엔 누구나 화장실에서 소변을 볼 것이다. 자다가 깨기 싫기 때문이다. 잠에서 깬 후 다시 잠이 드는 과정이 힘들면 아침에 일어나서 잠을 잔 것 같지 않고 다음 날 종일 피로할 것이다. 2시간마다 화장실을 간다면 충분한 수면을 이룰 수가 없다. 자기 전에 갈증이 난다면 소량의 물로만 목만 축이는 정도만 마시는 것이 좋고 중간에 소변 때문에 깨더라도 눈을 지그시 감고 소변을 본다면 잠에서 온전히 깨는 것을 막을 수 있다. 물론 화장실 조명은 너무 밝지 않게 전구색을 사용하는 것이 좋다.

요실금의 원인은 방광의 구조적 문제를 제외하면 몸의 하부의 양기가 떨어진 것이 원인이다. 이를 하초허약下焦虛弱이라 부른다. 아랫배가 차가울 수 있고 손발 저림증이 동반될 수 있다.

일과 후 배에 따뜻한 찜질을 꾸준히 하시면 좋고 배가 차고 수시로 은은한 통증이 반복되면 하초의 양기를 보강하면 좋아진다. 이에 해당하는 3가지 약재를 소개한다.

 연자육(연꽃의 열매)**, 산수유, 익지인**(생강과 익지의 열매)

모두 하초허약을 치료한다. 소변을 자주 보지 않으려면 일회 소변을 볼 때 충분한 양이 나오면 잔뇨감을 줄여야 하는데 이를 해결한다.

티브이 광고를 보면 요실금은 여성에게만(혹은 여성에게 더 많이) 나타나는 질환으로 오해하기 쉽다. 하지만 남성에게도 요실금은 흔히 나타날 수 있다.

방광에 저장된 소변의 양이 증가하면 요도가 이를 잡아주는 압력(요도 폐쇄 압력)이 떨어지면서 소변을 몸 밖으로 배출한다. 요실금은 제어하기 힘든 상태에서 소변이 배출되므로 어린이들의 야뇨증과 비슷하다. 다만 요실금은 소변이 배출되는 상황을 본인이 인지하고 야뇨증은 본인이 인지하지 못하는 것이다. 따라서 어린이들이 밤에 이불에 실례하는 것을 다그치지 말아야 한다.

남성의 요실금은 전립선의 문제와 관련이 깊은데 종양이나 심한 감염으로 전립선을 절제하면 소변이 나오는 것을 절제하지 못하고 항상 뇨의尿意가 느껴진다. 전립선비대증은 요실금을 유발하는데 소변 줄기가 약해지고 남아있는 소변으로 인해 얼마 지나지 않아 다시 화장실을 가고 싶게 된다.

여성의 요실금은 기본적으로 출산과 관련이 깊다. 출산 시 과도한 압력이 가해지면 요도괄약근이 약해진다. 여성에겐 복압성으로 요실금이 유발되는 특징이 있는데, 상대방과 대화를 나누다 크게 웃는다든지 기침이나 재채기를 하면서 소변이 나올 수 있다. 폐경 이후 에스트로겐 호르몬이 줄어들면 비뇨생식기의 혈류량이 줄어들고 긴장성요실금을 유발한다.

남녀 모두에게 당뇨가 있거나 천추(꼬리뼈 윗 부분) 신경에 문제로 유발한 신경인성 방광 역시 요실금을 유발한다. 급성방광염이나 요도염에 걸려도 소변 배출이 긴박해질 수 있다.

아파 죽겠는데
병명이 없다?

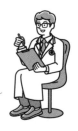

"입이 쓰다."

이런 증상을 치료받기 위해 한의원에 오는 환자가 의외로 많다. 쓴맛을 가진 음식을 먹고 나면 입이 쓴 것은 당연하지만 그런 것과 무관하게 증상이 지속되면 고민이 될 수 있다. 입이 쓴 이유를 검사에서 밝힐 수 없다. 입이 쓴 증상은 신경성 소화불량이나 위염에서 주로 나타나는데 입맛이 적고 소식하며 기운이 없고 마음이 우울한 사람이 많은 편이다. 신경성이 원인이라면 사람에 따라 통증을 유발하기도 하고 예시로 든 것처럼 입이 쓴 증상을 유발하기도 한다.

이런 경우를 신경성 통증이라 말한다. 신경성 통증의 치료는 일단 환자 마음을 편하게 할 수 있는 방법을 찾아야 한다. 정신을 안정시키는 급한 방법을 찾기보다는 육체적인 부분을 보강하여 정신적 결핍을 보완하는 방법을 세우는 것이 합리적이다.

체력을 보강함에 심장과 간, 신腎의 조화를 찾는 방법을 취하면 체력이 좋아지면서 마음이 편해지는 효과도 같이 얻을 수 있는 장점이 있는데 여기에 도움을 주는 3가지 약재를 안내한다.

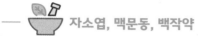 **자소엽, 맥문동, 백작약**

자소엽은 가슴 답답함을 해소하고 **맥문동**은 심장 두근거림을 완화하여 마음을 편하게 하고 **백작약**은 통증을 줄이는 데 도움을 준다.

통증을 치료하기 위해 물리요법이나 침 치료, 진통제를 먹거나 주사제를 맞는 방법을 선택할 수 있다. 통증의 원인이 요추 추간판탈출증, 척추분리증, 동결견 등 특정 진단명이 있을 수도 있고 검사상 아무런 이상이 없을 수도 있다.

이런 경우 신경성이라는 용어를 고려하지 않을 수 없다. 신경이 원래 예민한 사람도 있고 갈등을 겪는 시어머니와 며느리, 어린 시절 부모로부터 학대받은 경험(맞아서 동생들의 잘못에 대해 벌을 받는 경우도 포함)이 있고 사회 경제적으로 곤란을 겪는 경우 통증 치료에 호전반응이 없다. 이를 신경성 통증이라 부를 수 있는데, 심리적 안정도에 따라 통증의 강도나 빈도가 달라진다.

환자가 느끼는 통증의 강도가 같은 증상의 다른 환자들이 겪는 통상적인 강도보다는 센 편이다. 통증 부위가 화끈거리고 부어 글씨도 쓸 수 없다, 빨래도 할 수 없다, 몇 걸음도 걷기가 힘들다고 자주 말하기 때문에 같이 사는 가족도 환자를 이해하기 힘들어진다.

결국 우울증 진단을 받고 신경안정제와 항우울제를 복용하는데 초기에 증상의 호전을 경험하지 못하거나 아니면 약물에 대한 내성이나 금단현상이 있다고 스스로 판단하면 지속적인 약물 복용이 이루어지지 않고 약을 먹은 후 원래보다 통증이 더 심해졌다고 말하는 등 치료 불순응不順應 반응이 이어진다.

몸이 자꾸
부어요

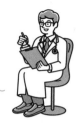

"한쪽 눈만 부어요."

한쪽 눈만 붓는 사람도 있다. 눈두덩이 붓는 경우이다. 염증이 원인인 경우엔 눈 충혈이 다른 쪽 눈보다 더 심하다. 충혈된 눈이 더 부은 느낌인데 양측 쌍꺼풀의 크기가 달라진다. 퇴근 후 집에서 부은 눈 부위에 시원한 찜질을 하면 좋다. 얼음팩을 사용해도 좋고 없다면 냉동실에 넣어 둔 빙과류를 눈 위에 대고 있어도 좋다. 부기가 빠지면 쌍꺼풀 라인이 살아난다.

원인은 비와 신장의 양기가 부족한 것이다. 소화기를 튼튼하게 하고 몸 아래 양기를 보충하는 방법으로 치료하면 된다.

추천 처방으로는 향유산香薷散을 소개한다.

향유(꿀풀과 여러해살이풀), **후박**, **백편두**(콩과 편두 씨)

향유는 땀이 잘 안 나면서 부종이 생기는 경우 도움이 되고 **후박**은 복부팽만 해소에 좋고 **백편두**는 설사를 멈추는 데 좋다.

부종은 몸 안에 수기水氣가 가득하여 몸의 붓는 증상을 말한다. 얼굴과 손발 혹은 발목 정강이 등 여러 부위가 부을 수 있는데, 얼굴을 제외한 다른 부위들은 본인만 인지하는 경우가 많다.

부종 증상을 유발할 수 있는 장기는 비脾와 신腎이다. 비와 신의 양기가 저하되면 몸 안에 수기가 정체된다. 양기가 저하되어 있다고 하니 몸과 손발이 차가운 증상이 나타날 수 있다. 결국 차갑고 습한 기운이 부종은 물론 다른 증상도 유발할 수 있는 원인이 된다.

정체된 수기는 몸 아래는 물론 윗부분으로 상승할 수 있다. 비뇨기의 약화로 소변 배출이 쉽지 않은 상황에서 땀으로 배설도 원만하지 않은 때에 (예를 들면 늦가을이나 겨울) 수기는 몸 전체를 가득 채울 수 있는 것이다.

결국 수기가 침범하는 부위에 따라 증상이 나타난다. 심장을 침범하면 가슴이 두근거리는 증상이 나타나고 맥박이 한 번씩 거르는 부정맥 증상이 나타날 수 있다. 부정맥은 폐순환의 저하를 유발할 수 있고 이로 인해 호흡이 짧아지는 증상이 나타날 수 있다. 조금만 움직여도 숨 차는 증상이 나타난다.

입으로는 구역이나 구토가 나타나는데 그 전에 속이 울렁거리는 증상이 나타날 것이고 입안에 가래가 잘 고인다. 이때 혀엔 백태(흰색이 매우 선명)가 두껍게 낀다. 양치해도 잘 벗겨지지 않는다. 백태 아래 가려진 혀는 어두운 빛을 띠면서 담백한 편이다.

수기가 머리에 넘치면 머리가 무겁고 눈이 아찔하고 어지럼증이 자주 나타난다. 식후 어지럽고 눕고만 싶은 생각이 들 수도 있다.

윗배가 더부룩하고
아플 때

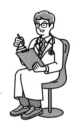

"배에 풍선이 들어찬 기분이에요."

늘 소화가 안 되고 윗배가 더부룩함을 호소하는 환자의 말이다. 배에 풍선이 들어간 느낌이 오래되면 숨쉬기가 힘들어진다. 앞에서 살짝 말했던 것처럼 몇 계단만 올라가도 숨이 찬다. 손등에서 엄지와 검지 중간 지점을 지압봉으로(없으면 젓가락이나 볼펜 뚜껑이라도 써서) 자주 눌러주면 좋은데 합곡이라는 혈 자리다. 과거 체한 선배를 그 자리에서 낫게 해준 바로 그 자리다.

상복부 팽만 통증에 도움이 되는 3가지 약재를 소개한다.

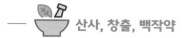

산사, 창출, 백작약

산사는 육류 분해를 촉진하는 작용이 있고 명치 아래 뭉친 것을 해소한다. **창출**은 상복부 정체된 습을 제거하고 **백작약**은 통증을 줄여 준다.

복부에 팽만이나 통증이 있으면 위장 질환인 경우가 많다. 내부 장기의 구체적 문제가 복부 증상으로 드러나는 경우가 많다. 복부를 진찰하여 위장 내부 상황을 파악하는 진찰법을 복진腹診이라 부르는데, 주로 근육의 긴장도와 단단함과 연함의 정도를 파악하는 것이다.

복부 전체(상복부와 하복부)에 긴장과 통증을 유발하는 경우는 고도비만의 경우 복벽의 셀룰라이트 층이 단단하게 굳어진 경우, 복수, 복막염이나 장폐색 등이 있을 때 나타날 수 있다.

우선 상복부 증상에 대해 살펴보겠다.

명치 아래와 양측 갈비뼈 부근을 중심으로 증상이 나타난다. 가장 많이 경험하는 증상으로는 명치 아래가 답답하고 아픈 증상일 것이다. 다른 사람이 배를 눌렀을 때 통증이 없고 배는 말랑하며 물소리가 들리는 경우가 있다. 이럴 땐 허증虛症이라 부른다. 위나 식도의 운동기능이 떨어져 음식물이 위 속에 오래 남은 경우인데 눌렀을 때 물소리가 나는 것은 '아직 분해 중'이라는 뜻이다. 위에 가스가 차고 고기를 먹은 것이 소화가 잘 안 되는 경우 명치 아래 통증과 팽만감을 유발할 수 있다. 특히 지방이 소화가 안 되면 더부룩함이 심해진다. 그래서 위가 허한 상태일 땐 삶은 고기를 드시는 것이 좋다.

상복부가 뭉치고 긴장한 상황이 식사와 상관없이 나타날 때도 있다. 이 경우엔 실증과 허증 두 가지가 공존하는데, 소화가 잘되는 사람이 과식해서 체한 경우는 실증이고 만성 소화불량인 사람이 상복부가 단단하다면 허증이다.

실증의 경우 위산 분비를 일시적으로 늘리고 대변을 묽게 만드는 방법으로 치료하면 좋아진다. 반면 허증은 이런 방법을 쓰면 기운이 더 허약해지고 위 운동기능이 더 약해질 수 있다. 장운동을 촉진하여 배변을 강제로 유발하는 사하제의 사용을 절제할 필요가 있다.

과체중인 분들의 복부는 말랑한 경우가 많다. 이는 피하지방이 두꺼워 말랑해 보이는 것으로 위장 질환이 있다면 더 깊숙이 눌러보면 단단한 층이 잡히는데 이때 환자는 통증을 호소한다. 그래서 저는 과체중인 위장병 환자들에 대한 침 치료는 마른 사람보다는 조금 깊게 시술하는 편이다. 그리고 저녁 식후엔 언제나 걷기 운동을 통해 음식 분해 속도를 높이라는 주문을 한다.

원래 긴장을 잘하는 분은 복진 시 배에 힘을 주는데 부드러운 대화로 분위기를 바꾸면 몸의 긴장도가 완화되어 원래의 복부 근육의 모습을 드러낸다. 긴장하면 상복부가 당기고 명치가 아픈 것은 신경성 소화불량의 주요 증상이다.

이제 갈비뼈 주변의 긴장에 대해 살펴보겠다. 갈비뼈 부근의 증상은 답답함을 중심으로 숨이 막히는 것 같은 느낌을 유발한다. 좌우 갈비뼈 양측 혹은 한군데만 증상이 나타날 수도 있다.

위장병 환자들은 마른 체형이 더 많으나 갈비뼈 부근이 답답하여 숨쉬기 힘든 증상은 과체중이나 비만인 특히 복부 비만이 심한 경우 자주 나타나는 증상이다. 간 질환에도 증상이 나타날 수 있는데 간과 비장이 커진 경우다.

갈비뼈 하단의 통증은 배꼽 윗부분에 박동이 나타나는 경우 증상이 더 심해지는 경향이 있는데 신경이 예민한 분에게 나타나는 증상이므로 갈비뼈 부근의 통증과 답답함 역시 스트레스와 관련이 깊다.

아랫배가 더부룩하고
아플 때

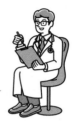

"잘 나와?"

2002년 월드컵 때 일이다. 당시엔 병원선에서 근무하였는데 낮에는 육지에서 진료하고 밤에는 배에서 잤다. 축구 경기는 저녁에 했으므로 배에서 시청했는데 당연히 TV 수신 환경이 좋지 않았다. 선장님께서는 배의 위치를 바꿔가며 TV 화면이 잘 나오는지 물어보셨다. 당시 이탈리아전이었는데 후반에도 일 점 차로 끌려가고 있었다. 낮에 마을 주민들이 주신 신선한 삼치회를 과식했던 탓인지 갑자기 아랫배가 스르르 아프기 시작했다. 경기에 몰입할 시점에 하는 수 없이 화장실을 다녀왔는데 설기현 선수가 동점 골을 넣었고 연장엔 안정환 선수가 결승 골을 넣고 8강에 진출했다.

신경성 소화불량이 있다면 아랫배가 더부룩하면서도 박동이 느껴질 수 있다. 이런 경우 간의 화火를 다스려야 하는데 이는 술처럼 간에 해로운 음식을 줄이고 간의 부족함을 채워주는 치료가 필요하다.

이런 경우 도움이 되는 3가지 약재를 소개한다.

 후박, 구기자, 백복령

후박은 하복부 팽만을 줄이는 데 효과적이고 **구기자**는 간을 보강하여 간의 화를 줄이는 데 좋고 **백복령**은 정체된 습을 소변으로 배출시킨다.

배꼽 아래 복부가 더부룩하고 답답한 경우 배가 말랑거리면서 부어오르면서 단단히 뭉친 덩어리가 만져지기도 한다. 덩어리가 날마다 크기도 달라지고 돌아다닌다면 이는 노폐물인 담음痰飮이 원인이다. 크기의 변화가 적으면서 특정 자리만 증상이 있다면 이는 어혈瘀血이 원인이다.

담음이 원인인 경우는 위장관의 운동성 저하가 문제이고, 어혈이 문제인 경우는 내부 장기의 덩어리가 있을 가능성을 시사한다. 여성의 경우 자궁근종이 있는 경우 덩어리가 만져질 수도 있다. 하지만 소장의 운동기능(원래 위보다 운동기능이 떨어짐)이 많이 저하되면 배꼽 아래에 넓은 타원형 덩어리가 잡힐 수도 있다.

덩어리를 다른 사람이 누르면 환자 본인은 아파하고 덩어리 없이 팽만하면 다른 사람이 손 감각에 기분이 좋아지기도 한다. 이는 하복부가 냉함을 시사하는 것이고 타인 손의 온기가 전달되어 배를 편하게 되었음을 의미한다.

하복부의 비만과 복수가 찬 경우엔 배가 풍선처럼 부은 느낌이고 배를 누르면 단단하면서도 탄성이 느껴진다. 복근의 뭉친 경우는 자궁질환처럼 하복부 아래에 넓은 밴드를 형성하기도 하고 배꼽 양측에 상복부까지 수직으로 이어진 근육 긴장을 보이기도 한다.

하복부에 돌아다니는 덩어리가 있을 때 배를 누르면 꿀렁거리는 물소리가 들리는데 이는 앞서 설명한 대로 장의 움직임이 적어 가스나 수분이 정체된 상황이다.

배꼽 주변에 심장 박동처럼 느껴지는 증상이 나타날 수도 있다. 이는 복부 대동맥이 감지되는 것인데 위장기능이 정상이라면 박동이 촉진되지 않는다. 하지만 신경성 위장 운동이상이 나타났을 때 복근의 탄력이 떨어진 사람에게 배꼽 위 박동이 나타난다. 배꼽 아래의 박동은 원기가 쇠했을 때 나타나고 배꼽 양측은 담음이 많을 때 나타난다.

담음이 많은 경우 소화력을 보충하고 몸에 쌓인 습한 기운을 제거해야 한다. 어혈이 원인이라면 혈액 내 노폐물을 제거하는 방법을 사용하면 좋아진다.

남을 의식할 수밖에 없는
기침 가래

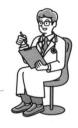

한의원에선 환자 가족 구성원 중 누구 하나가 치료가 잘 되면 온 가족이 다니는 경우가 많다. 극적인 치료 효과가 나타나면 가족 전체가 단골 환자가 될 확률이 높아진다. 나 역시 그런 경험이 있는데 딸부잣집의 둘째 딸의 만성 기침을 한 번의 침 시술로 낫게 한 후 가족 전체가 방문한 적이 있다. 여러 개의 침을 놓았으나 목의 중앙에서 쭉 내려가다 보면 가슴 중앙의 흉골이라는 뼈에 걸려 더 내려가지 않는 천돌天突이라는 자리가 잘 들었던 것 같다. 기침이 멈추지 않으면 이 부위를 지압하면 도움이 될 것이다.

꿀 복용법.

기침과 가래가 자주 나타나면 꿀이 좋다는 얘기는 들어 보았을 것이다. 꿀의 점도가 높을수록 가격이 비싼데 마누카꿀이 대표적이다. 그런데 점도가 높은 꿀은 증상 해소에 도움이 안 되는 경우가 있는데 역류성식도염을 앓고 있다면 특히 그렇다. 점도가 높은 꿀이라면 물에 희석해서 티스푼으로 한 숟갈 복용하면 좋고 사양 벌꿀처럼 묽은 꿀은 희석하지 말고 그대로 섭취하면 된다.

기침과 가래 해소에 좋은 삼자양친탕三子養親湯을 추천한다.

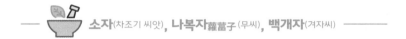

소자(차조기 씨앗), **나복자**羅蔔子 (무씨), **백개자**(겨자씨)

자子는 한약재 중 씨앗에 쓰인다. 기침과 호흡곤란에도 도움을 주고 소화력을 개선하는 데 도움이 된다.

숨을 들이마시고 호흡을 잠시 멈춘 후 튼 소리와 함께 무서운 속도로 침방울이 멀리 분사되는 것이 기침의 작동 원리다. 기침의 분사 속도는 시속 100km가 넘는다. 따라서 침방울로 전염되는 감염성 호흡기 질환(코로나바이러스 감염병 등)의 전파 속도가 빠른 이유다. 그래서 자신과 다른 사람의 건강을 위하여 마스크 착용이 필수다.

기침은 가래와 동반되어 나타나는데 가래가 없거나 적은 기침과 가래 양이 많은 습성 기침으로 나눠진다. 염증에 따라 가래의 양과 색이 달라진다. 가래는 기관지 점막의 물질과 외부 이물질, 세균 등이 합쳐진 형태란 것을 생각해볼 때 기침은 기관지의 청소가 주된 목적임을 알 수 있다. 필터 청소를 하지 않으면 호흡기 질환이 더 심각해지는 상황이 될 것이다

그러면 기침 가래를 유발하는 다양한 질환에 대해 알아보겠다.

기침을 가장 많이 유발하는 질환은 급성 호흡기 감염증 즉, 감기와 비염이다. 발열을 동반하지 않을 뿐 비염은 코감기와 증상 면에서 큰 차이가 없다. 비염이 있다면(특히 계절성 알레르기 비염인 경우) 항히스타민제를 복용하는 경우가 많지만 졸림 등의 증상으로 집중력을 떨어뜨리는 문제로 약물 복용을 주저하신다면 침 치료를 받으시면 좋다. 추가로 향기요법을 활용하면 좋은데 유칼립투스 100% 에센셜 오일을 콧구멍 바깥쪽에 한 방울씩 면봉으로 찍어 바르는 것이다. 방향성 물질이므로 잠깐 눈이 매울 수는 있으나 비염으로 콧물 코막힘 증상의 해소에 도움이 될 것이고 머리가 맑아지는 효과가 있다.

맵고 자극성 음식을 급하게 섭취하면 기침이 난 후 멈추지 않을 수 있다. 매운 라면을 먹다가 티브이를 보며 웃다가 매운 국물이 코로 넘어간 경험을 떠올리면 이해가 될 것이다.

후두염, 기관지염, 편도선염이 심한 경우에도 기침을 많이 하는데 이런 경우 바이러스보다는 세균 감염이 원인인 경우가 많다. 38도 이상의 고열과 목이 부어 음식물이나 물을 삼키기도 힘든 경우라면 세균 감염이 원인일 수 있으므로 항생제 복용이 도움이 된다. 우리나라가 일차 의료기관에서 항생제 처방 비율이 높다지만 이런 경우는

예외라 볼 수 있겠다.

갑상선이 크게 부으면 목소리가 잠기고 쉰 증상과 더불어 기침을 할 수도 있다. 이는 다른 장기에 의해 기도나 기관이 압박을 받아 유발되는 경우인데 기흉氣胸과 횡격막 상승을 예로들 수 있다.

심장의 좌심실의 기능 저하가 원인으로 기침하기도 한다. 이를 심장성心臟性 천식이라고도 불리는데 방치되고 심해지면 폐부종(혹은 폐수종)을 일으킨다. 폐부종은 산소와 이산화탄소의 가스교환이 일어나야 할 폐포肺胞에 체액이 고여 호흡곤란을 유발하는 질환인데 기침과 호흡곤란이 심해지면 실신을 하거나 생명을 위협할 수도 있다. '물에 빠지지 않았는데 익사할 수 있는 상황'인 것이다.

히스테리나 노이로제 등 정신적 문제로 기침하기도 하고 역류성식도염이 원인이 되어 역류한 위산과 음식물 찌꺼기가 후두를 자극하여 염증을 유발하면 역류성 후두염을 유발하고 이로 인한 기침을 하기도 한다. 목 안에 항상 건조하고 목소리가 잘 쉬고 잘 안 나오고 이물감과 음식을 먹을 때 연하 작용이 잘 안 됨을 느낄 수 있다.

급성 후두염은 어린아이들이 잘 걸리는 질환인데 목소리 변화와 더불어 개가 짖는 듯한 양상으로 기침할 수 있다. 고열과 동시에 몸에 발진이 나타날 수 있는데 아이들에게는 응급상황이라 할 수 있으니 더 큰 의료기관에서 치료를 받는 것이 좋다.

소화불량 환자들은 식사 후 기침을 자주 할 수도 있는데 이는 위와 장에 분포된 신경이 자극되어 나타난 반응이다. 소화력이 좋아지고 복부 불편감이 사라짐과 동시에 기침도 줄어든다.

기침하다 실신하기도 하는데, 기침 시 심장의 박출이 줄어 뇌에 혈류량 공급이 줄어들어 나타나는 증상이다, 어르신에게 흔히 나타날 수 있는 증상이다.

가래는 염증의 정도에 따라 없거나 양이 늘거나 노란색이 되는 등의 변화를 보이는데 피가 비친다면 주의를 기울일 필요가 있다. 폐나 기관지에 암이 있거나 폐결핵에서 나타날 수 있는 증상이기 때문이다.

전유성의 휴게소

'기침起寢하셨습니까?' '일어나셨습니까?'의 옛말이지요. 윗사람에게 아침에 하는 인사를 왜 발음이 같은 기침으로 했을까? 어릴 때 참 궁금했지요. 그냥 그렇다는 이야기입니다.

남의 집에 가서 자고 일어났을 때 첫 번째 인사는 '간밤에 편히 주무셨습니까?'가 보통의 인사입니다. 어느 시인의 집에서 자고 난 아침에 들은 첫말은 '잠자리는 편하셨나요?' 늘 하는 인사말 말고 다른 말을 찾아보는 것도 창의적인 생활입니다.

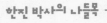
한의사로서 은퇴 시점은?

요즘 60세만 조금 넘으면 정년으로 은퇴하는 분들이 많다. 물론 그보다 더 젊은 나이에 퇴직하거나 투자를 잘해 경제적 자유를 얻어 일하지 않는 분도 있을 것이다. 한의사도 개업하면 자영업자가 된다. 자영업은 온라인 사업과 오프라인 사업에 따라 차이가 있으나 한의원은 일단 누군가가 방문해야만 운영을 할 수 있는데 여기엔 두 가지가 가장 큰 요인으로 작용한다. 한의사 개인의 치료 능력과 한의원의 위치가 그것이다. 치료 실력이 거기서 거기라면 지하철역 앞이나 버스 정류장 앞, 1층에 은행이 입주한 건물 2층 그리고 최소한 건널목 앞 등 위치가 좋은 한의원에 환자가 몰리리라.

한의원을 방문하는 환자 중엔 60대 중반 이상이면서도 육체적인 노동으로 일을 유지하는 분들이 계시다. 노동 일을 하는 분들은 주로 근육통을 치료하기 위해 침을 맞으러 오시지만 몸이 재산이라는 사실을 누구보다 잘 알고 계시므로 체력과 근력을 보강하기 위한 보약에 대한 선호도가 매우 높다. 요즘은 젊은 세대들이 내 집 장만하기도 어렵고 자녀 교육에도 많은 지출을 하는 상황이므로 자식들이라고 무조건 부모 봉양을 의무로 여기는 시류가 아닌 듯하다, 자주 오시는 어머니 한 분은 본인도 여유가 많지 않은데 딸과 며느리 한약을 지어 주시면서 말씀하셨다.

"벌어서 애들 약까지 지어줘야 하네. 그렇다고 딸만 지어 주면 나중에 며느리가 서운할 거고."

"나중엔 자식들이 어머니 약 지어 주시겠죠."

"그나저나 몇 살까지 일해야 하나."

"일 안 하면 빨리 늙어요."

은퇴 후 집에서 할 일 없이 소요하다 아픈 데만 늘었다는 사람들을 떠올리며 그 어머니에게 말했지만 결국 나 자신한테 하는 말이다.

일을 오래 하려면 몸과 마음이 편해야 한다. 특히 마음이 편해야 한다. 한가지 다행스런 점은 한의원 개업했을 때부터 찾아오시는 환자들이 언제나 나보다 나이가 많은 분들이 많다는 점이다. 내가 성인병과 만성 질환을 위주로 치료하다 보니 자연스럽게 40대 중 후반 이상의 환자들이 많았다. 그래서인지 치료하면서 좀 미흡하더라도 웬만하면 넘어가시는 편이다. 천성이 좋은 분들이 찾아오시는 것도 진료할 때 큰 복이라고 생각한다. 진료 시 치료가 더디면 나 자신이 먼저 조급해지기는 하지만 환자들이 치료 성과에 큰 스트레스를 주지는 않는 편이다. 물론 그런 분이 한 분도 안 계신다는 얘기는 아니다. 1년간의 비율로 따지면 아주 미미하므로 이런 이유로 스트레스는 적다. 물론 진료 경험이 늘면서 치료 성과가 좀더 높아진 탓도 있다. 이런 말을 하면서 괜히 쑥스럽다.

내가 한의원을 운영하는 서울 강서구에 강서구 한의사회에는 16개의 분반이 있다. 동과 거리 별로 분 반을 한 것인데 한 반에 10개 정도 한의원이 있다. 결국 강서구에만 160개의 한의원이 있는 셈이다.

'물량 앞에 장사 없다.'

주로 부동산 가격 문제를 논할 때 자주 언급되는 문구이다. 예전에 한의원이 몇 개 없던 시절엔 광고를 많이 하지 않아도 환자들이 줄을 서며 찾았을 것이다. 지금은 집 앞으로 얼마 걷지 않아도 한의원을 만나게 된다. 그나마 한 건물에 한 개이던 시절이 있었는데 지금은 한 건물에 두세 개씩 들어차 있다. 실로 무한 경쟁이다. 비단 한의원뿐만 아니라 어떤 업종이건 경쟁이 치열하다. 커피숍 치킨집 미용실 모두 난리다. 예전에 태어났어야 하는가. 이제 돈을 많이 벌지는 못해도 오래 일할 수 있는 한의사가 좁은 입안을 고개를 숙여 가며 집중해야 하는 치과 의사보다는 조금이나마 오래 일할 수 있다는 점에서 감사해야 할 것 같다.

"과연 몇 살까지 진료할 수 있을까?"

소변볼 때마다
따갑고 아플 때

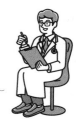

손이나 발에 작은 사마귀가 나는 경우가 있다. 손에 나는 건 미용상 보기가 나쁘고 발에 난 경우 신발과의 마찰로 통증을 유발하기도 한다. 그래서 한의학의 방법으로 율무를 가루 내어 물에 개어 환부에 바르거나 뜸을 꾸준히 뜨면 도움이 된다. 하지만 치료 기간이 긴 단점이 있는데 사마귀로 정신적 스트레스를 자주 받는다면 차라리 피부과에서 냉동 요법을 받는 걸 추천한다. 저온의 액화 질소를 사마귀 조직에 대어 조직을 파괴하는 방법인데 시술 후 화상을 입고 물집이 생기는데 물집이 자연스레 나아지면서 사마귀가 사라진다. 참을성이 강하고 성격이 급한 사람에게 추천한다.

평소 면역이 떨어져 있다면 요로계 염증이 나타나기 쉽다. 수분 섭취를 늘려 염증 세포를 씻어내면 증상의 빠른 치료에 도움이 된다. 치료엔 다음 3가지 약재가 좋다.

 포공영(민들레 뿌리), **황기, 의이인**(율무)

포공영은 염증을 해소하고 **의이인**과 더불어 염증 물질을 외부로 배출하는 효능이 있다. **황기**는 비뇨기계 면역력을 높인다.

하루에도 여러 차례 소변을 보면서 방광이 비워지는 쾌감을 느끼는 것이 정상적인 삶일 것이다. 그런데 소변볼 때 요도가 따갑고 찌릿하고 통증이 있기도 하다. 단순히 요도의 염증일 수도 있으나 요로(소변이 지나는 길)의 감염이라면 방광과 신장에도 염증이 나타나는 데 이를 통틀어 요로감염이라 부른다.

요로감염은 결핵, 임질 균, 그람음성 양성균 등 세균성 감염이 주요 원인인데, 감염의 특징상 한 곳의 감염이 전체 요로에 파급되는 양상을 보인다.

요도염은 소변 줄기가 붉게 부은 염증 부위를 지나갈 때마다 따갑고 찌릿한 통증을 유발하는 증상을 유발한다.

방광염은 방광점막에 생긴 염증으로 붓고 헤어지고 피가 날 수도 있는데 이로 소변이 급해 마려워 참을 수 없고 소변을 보고 나도 남아있는 기분이 들고 혈뇨가 나타날 수 있다.

방광염은 출산한 여성이 신체 면역이 떨어지는 시기에 자주 나타나는데 체력이 급격히 떨어지는 갱년기에 자주 나타난다. 남성에게는 급성전립선염과 전립선비대로 인한 요도가 줄어드는 문제로 방광염이 유발될 수 있다.

신장에 염증이 생기면 신우신염이 유발된다. 급성 신우신염은 소변을 자주 보는 증상과 배뇨 곤란 외에도 아랫배가 자주 아프고 38도 이상의 고열과 오한이 나타날 수 있다. 이때 늑골 척추 각(등 부위에서 척추와 갈비뼈와 이루는 각도) 내부에 두드리면 심한 통증이 나타날 수 있다.

소변볼 때 따가움과 통증은 주로 요도염에 나타나는 증상이지만 감염이 요로 전체에 퍼질 수 있으므로 조기에 치료할 필요가 있다.

전유성의 휴게소

※ 병문안 이야기 또 하나.

누가 아파서 병문안 갔더니 하필 환자가 조금 전에 잠이 들었단다. 환자가 깰 때까지 기다릴 수도 없고 깨워달라고는 더욱 못하는 상황이잖아. 들고 간 음료수를 내려놓고 '아무개가 왔다 갔다'고 말하고 온 적이 있었다. 나중에 내가 입원을 했을 때 내가 잠들었을 때 올 사람들을 배려(?)해서 사연을 벽에 써 붙였다.

"나는 며칠날 입원했고 병명은 췌장에 문제가 생겨서 어쩌구 저쩌구 이십일 정도 지나면 퇴원할 수 있다더라. 혹시 잠들어있으면 왔다 간 사람 이름을 적어놓고 가면 좋겠다."

자다 깨어 읽어보면 이름만 써놓은 게 아니더라. '김배추 훼미리쥬스 한 통' '이남원 박카스 두 통' 등등.

이렇게 한마디 써놓는 것이 얼마나 효과적인가의 예는 또 있다.

아주 오래전 어느 아파트로 이사를 갔다. 이사 가면 늘 빈 공간이 썰렁하다. 근데 그 아파트 문을 열고 들어가자 먼저 살던 사람이 뭘 써서 문 안쪽에 붙여놓았다.

"우리는 이 집에서 7년 살고 나갑니다"라면서 아이들 학교 때문에 이사를 가게 됐다는 이야기랑 식구들이 시켜 먹었던 치킨집, 중국음식점 전화번호 등이 적혀 있었고 마지막으로 "이 집에서 행복하게 사세요" 이런 내용이었다. 아주 기분 좋은 기억이다. 여러분도 이사 갈 때 한 장 써 붙이고 가면 어떨까? 이런 거 써 붙이고 싶어서 이사를 가는 건 문제겠지만.

너 얼굴이
왜 이래?

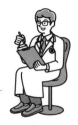

매운 음식을 먹으면 스트레스가 풀린다?

실내 포장마차에 가서 비닐장갑을 끼고 닭발을 먹는 사람들을 보라. 입으로는 불기운을 내뿜으며 단맛이 강한 음료로 입안을 헹군다. 벌게진 얼굴엔 땀방울이 송송 맺혀 있다. 스트레스를 받으면 기본적으로 몸에 화가 쌓이는데 매운맛은 땀을 배출시켜 뭉친 화를 발산하는 작용이 있다. 그러면 가슴과 얼굴에 몰린 열이 해소되어 스트레스로 유발된 화가 사라진다. 원래 매운 걸 안 좋아하던 사람이 언제부터인지 매운 카레를 즐겨 먹는다면 정신적 피로가 누적되어 있지 않나 생각해 볼 수 있다.

소화력이 좋지 않으면 체중이 줄고 얼굴 살도 빠진다. 특히 스트레스를 자주 받으면 입맛이 떨어지는데 식사량이 적어지면서 소화 기능도 떨어지기 마련이다. 성격이 예민한 경우 일이 없어도 예민한 성격을 누르기 위해 심장을 튼튼히 해야 하는데 심장에서 위장으로 혈액 공급량을 늘려 위장의 운동을 활성화하는 방법으로 치료한다. 이런 경우 도움이 되는 3가지 약재를 소개한다.

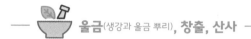

울금(생강과 울금 뿌리), **창출, 산사**

울금은 가슴에 맺힌 화를 해소하고 **창출**은 소화기에 정체된 습을 제거하고 **산사**는 음식 분해력을 촉진한다.

갑자기 신경 쓸 일이 생기면 입맛이 떨어진다. 아무것도 먹지 않아도 배가 고프지 않다. 게다가 억지로 식사하면 체하기도 쉽다. 입맛이 없는 가장 결정적인 이유는 식도, 위, 장안에 포만감을 느끼기 때문이다. 위장관의 포만감은 고구마나 호빵을 먹다가 목과 가슴이 메어와 고통스러운 경우를 상상하면 이해할 수 있다. 이런 경우 물을 조금씩 나눠마시면서 음식이 자연스레 내려가기를 기다리는 수밖에 없다.

위장관 팽만과 좁은 느낌이 있다면 우선 일차 소화기관인 입안에서 오래 씹어야 한다. 밥에 물을 말아 드시는 건 괜찮지만 밀가루나 육류, 버섯, 부피가 큰 채소를 섭취하는 경우 그 형태가 사라질 정도로 오래 씹어 드시는 것이 좋다.

그런데 한국인들은 식사 시간이 짧다. 빨리 식사하고 다른 일을 하려 한다. 여럿이 식사하는 경우 혼자만 식사하는 시간이 길어진다면 눈치가 보이므로 남들 일어날 때 나도 수저를 놓아야 한다.

식도나 위장에 뭔가 심각한 이상이 있나 싶어 내시경 검사를 받아보았지만 가벼운 염증 외에는 아무런 이상이 없다는 말을 듣는 경우가 많다. 날이 갈수록 입맛이 떨어지고 음식 섭취량이 줄어든다. 적게 먹으니 체중이 빠지는 것인데 몇 달 만에 10kg씩 빠지기도 한다. 살이 빠지면 피부의 탄력을 잃고 얼굴에 얕거나 깊은 주름이 늘어난다. 주름의 증가와 왜소한 보다 나이 들어 보인다. 나이 들어 보이면 주변 인간관계에서 듣고 싶지 않은, 만나는 사람마다 똑같은 소리를 듣게 된다.

무슨 일 있었어? (못 본 세 왜 이리 늙었니?)

왜 이리 살이 빠졌어.

얼굴은 누리끼리한 색을 띠고 트림을 잘한다. 평소 생각이 많다면 증상의 악화 속도가 빠르고 음식 섭취량과 동시에 대변보는 횟수가 줄어든다. 심하면 1주 일에 한번 보기도 하는데 대변이 묽으면 그나마 그날은 아랫배가 편하다.

복부에 뭉침이 심해지는데 윗배, 아랫배 모두 뭉치기도 하나 배꼽 주변의 단단한 덩어리가 만져지기도 한다. 그와 동시에 박동이 느껴질 수 있다. 관절이 뻐근하고 팔다리에 힘도 없고 한숨을 잘 쉬고 집에 있으면 아무 일도 하기 싫고 눕고만 싶은 마음이 든다.

더 심해지면 다른 사람과 대화하기 싫고 심지어 외출 자체를 꺼리기도 한다. 머리가 어지럽고 목소리에 힘이 없고 숨이 잘 차는 증상도 나타날 수 있다. 체온이 전반적으로 낮은데 손발 끝이 얼음장처럼 냉하다. 자고 나면 얼굴과 손발이 부을 수 있고 입안이 항시 텁텁하다. 생각보다 더 섭취하면 복통이 나타나고 가슴이 꽉 막힌 느낌이 들기도 한다.

나이 들어 보이고 마른 체형에 대한 다른 사람의 시선 때문에 빨리 살이 찌고 싶으나 체중은 금방 늘지 않는다. 소화력이 개선되고 입맛이 살아난 후 육류 섭취량이 늘어야 건강하게 살을 찌울 수 있다. 기름과 탄수화물로 살을 찌운다면 고지혈증이나 지방간을 걱정해야 할지도 모른다.

살이 계속 빠지는 것이 걱정되어 단단한 형태의 음식을 억지로 섭취하는 것은 옳지 않다. 소화력이 회복될 때까지는 부드러운 죽종류로 식사를 하셔야 한다. 소화력의 상태에 따라 미음처럼 묽은 죽에서 점차 된 죽으로 변화를 주되 죽에서 벗어날 정도가 되면 밥을 드시고 반찬의 종류와 양을 조금씩 늘려나가야 한다.

감기를
잡아 보자

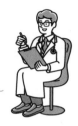

"한의대에는 왜 지원했나요?"

면접하는 교수님이 물었다.

"평소 체질에 관심이 많았습니다. 제가 아는 분은 감기에 걸리면 꼭 사우나에서 땀을 흠뻑 흘린 후 개운하다고 하십니다. 감기가 다 나았다면서. 그래서 제가 감기에 걸렸을 때 사우나에서 땀을 흘려보았는데 몸이 축 늘어져서 몸살이 더 심해지더군요."

면접관이 고개를 끄덕거리며 말했다.

"합격하시면 열심히 공부하세요."

왠지 좋은 느낌으로 면접장을 떠났는데 며칠 후 불합격 소식을 접하였다.

어느 날 꿈이긴 하지만 입시나 취업에서 면접을 잘 봐도 불합격하는 경우가 의외로 많을 것 같다.

아래의 3가지 약재는 감기를 예방하고 치료하는 데 도움을 준다.

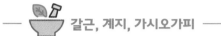 갈근, 계지, 가시오가피

갈근은 **계지**와 함께 피부의 소통을 원활히 하여 감기에 걸렸을 때 땀 배출로 외부 사기邪氣(병을 일으키는 나쁜 기운)를 내보내는 역할을 한다. **가시오가피**는 평소 면역력을 증진하는 데 도움을 준다.

내버려 두면 그냥 낫기도 하고 중병이 될 수도 있는 질환으로는 감기, 위장병, 우울증이 있다. 이 중 감기는 신체 건강한 사람이 걸렸을 때 며칠 안으로 낫는 경우가 많아 경한 질병으로 치부하기가 쉽다.

감기는 단순 몸살 증상은 물론 바이러스 감염과 같은 대 유행병을 포함한다.

감기 증상으로는 오한, 발열, 두통, 어지럼증, 머리 무거움, 콧물, 코막힘, 재채기, 가슴 두근거림, 무기력감, 목이 간질거림, 좀 전체가 쑤시고 아픔, 식은땀, 눈 충혈, 정신 혼란 등이 있는데, 이들 중 개별 증상들이 복합적으로 나타난다.

오한, 발열은 증상이 나타나는 순서로 보아 발열, 오한으로 표기하는 것이 더 낫다. 발열은 몸 전체에서 열이 나는 질환으로 갱년기나 정신피로가 과도한 경우에 나타나는 상체 열과는 다르다. 열이 많이 날 때는 인삼, 생강과 같은 열이 많은 약재를 드시면 좋지 않다. 몸 내부 열이 더 심해질 수 있기 때문이다.

몸에서 열이 난다면 열을 식히기 위해 땀을 배출해야 한다. 이불을 촉촉하게 적시는 정도의 땀이 나거나 많은 양의 땀을 흘리기도 한다. 땀을 흘리면 체온이 내려가고 차가운 환경이 싫어진다. 그래서 오한 증상이 나타나는 것이다. 그러면 몸이 이불 속에서 몸을 떨게 된다. 몸을 떨어 떨어진 체온을 복구하려 하는 것이다. 따라서 감기의 원인이 해소되지 않으면 발열과 오한의 과정을 반복한다.

두통, 어지럼증, 머리 무거움 증상은 평소 소화력이 좋지 않고 위장병을 앓고 있는 분이 감기에 걸렸을 때 나타나는 증상이다. 위장병 환자들은 장마철처럼 집안 내외로 습한 기운이 넘쳐날 때 그리고 한 여름 더위에 감기 걸릴 수 있다. 외부 기온 변화에 민감하여 에어컨 가동으로 차가운 실내에 적응하지 못하고 냉방병에 잘 걸린다. 감기 증상이 나타나면 원래 좋지 않았던 소화력이 더 떨어지고 음식 먹기가 싫으며 대변이 묽어진다. 하루에도 여러 차례 화장실에 가기도 한다.

콧물, 코막힘, 재채기 증상은 비염 증상과 같다. 감기의 콧물은 염증이 더 심하여 노란색으로 나타나는 데 감기가 나아지면 투명해진다. 평소 비염 환자가 감기에 걸리면 원래 증상이 심해질 것이다.

목 간지러움, 목이 부어 물을 넘기기 힘듦 등의 증상은 인후염,

편도염 증세가 나타난 것인데 바이러스보다는 세균 감염일 확률이 높다. 내버려 둬도 잘 낫지 않고 38도 이상의 고열을 동반할 수 있으므로 며칠간이 항생제 처방을 받다 복용하는 것이 빨리 낫는 방법이다.

가슴 두근거림과 발열은 몸이 좋지 않은 상황을 무리 몸 스스로 극복하고자 하는 몸의 내적 변화의 과정이다. 가슴 두근거림은 심장에서 혈액을 방출하는 양이 적을 때 이를 보완하기 위해 나타나는 증상이다. 필요 이상으로 가슴이 두근거리면 피로와 무기력함이 찾아오고 근육으로 혈액 공급과 노폐물 배출이 쉽지 않을 때 근육통이 나타나게 된다.

눈 충혈과 정신 혼란은 열이 높은 상태가 오래가거나 과로와 정신피로가 쌓여 몸살을 일으키면 나타날 수 있다. 정신피로가 늘어나면 간열肝熱이 상승한다. 간열이 많아지면 눈이 건조하고 뻑뻑하고 충혈이 잘 된다. 정신이 혼미하고 중언부언하는 증상은 열이 내리고 기운이 올라오면서 증상이 사라진다.

감기의 치료는 기본적으로 대증요법을 사용한다. 어떤 증상이 나타나 불편을 초래하면 그 증상을 완화하는 방법을 쓰는 것이다. 추운 계절에 찬 바람이 부는 야외에서 보온이 떨어지면 약간 맵고 따뜻한 성질의 약재(예를 들면 파밑동)를 끓여 마시면 좋다. 그리고 이불속에서 몸이 약간 젖을 정도로 땀을 내면 몸살기가 금세 풀리기도 한다.

큰 병을 앓은 후 혹은 수술을 마치고 회복 중이시라면 체력과 면역력이 저하되어 있다. 면역이 떨어지면 감기에 걸리는 빈도가 늘어날 수밖에 없다. 나이가 들면서 감기에 자주 걸린다면 몸의 정기를 보강해줘야 한다. 8월 말에 몸을 보강한다면 겨울을 무탈하게 보낼 수 있다.

요로결석,
정말 아프다던데

'어느 날부터 소변기 앞에 서 있는 시간이 길어졌다.'

남성이라면 누구나 공감할 내용이다. 대개는 취침 전 오줌이 그다지 마렵지 않은데도 자다가 중간에 깨기 싫어 소변기 앞에서 서 있는 게 일반적이다. 하지만 나이가 들면서 전립선이 비대해지기 시작하면 소변 줄기가 가늘어진다. 예전에 동유럽을 여행하다 고속도로 휴게소에 들른 적이 있다. 오스트리아는 남자들의 평균 신장이 매우 크다. 여자들도 상당히 크고. 그래서인지 소변기가 상당히 높은 곳에 매달려 있었다. 키가 작은 사람은 까치발을 하고 소변을 봐야 할 정도였다. 또 한번은 체코의 휴게소였는데 내 옆에서 소변을 보던 턱수염이 덥수룩한 유럽인의 소변 줄기가 매우 거칠었다. 마치 장마철에 계

곡물이 불어나는 것 같았다. 변강쇠의 현실 버전이 아닌가 싶을 정도였다.

요로결석의 한의학적 원인을 살펴보면 먼저 방광 기화 부족을 들 수 있다. 기화氣化란 방광에 저장된 소변이 외부로 배출되는 과정을 말하는데 기화가 안 되면 소변의 흐름이 늦거나 저류가 나타난 상태가 나타난다. 저류가 나타나면 침전이 늘고 이것이 결정화되어 결석을 형성하는 것인데, 원인은 신양부족腎陽不足이다. 비뇨생식기를 포함한 인체의 대사기능을 아우르는 양기가 부족하다는 뜻이다.

하초습열下焦濕熱 또한 원인이다. 몸통의 아랫부분에 습하고 열의 기운이 몰리는 것을 말하는데 결과적으로 진액이 줄어든다. 진액은 혈액이나 소변에 존재하는데 응결되어 정체되면 순환을 방해한다. 어혈도 같은 원리로 생성된다.

따라서 아래의 양기를 보강하고 습열이 넘쳐 아래로 흘러가지 않는 방법을 통해 요로결석을 예방하고 치료한다. 여기에 부합하는 3가지 약재를 소개한다.

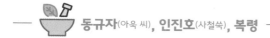

동규자(아욱 씨), **인진호**(사철쑥), **복령**

동규자와 **복령**은 이뇨 효과와 더불어 물론 결석 배출에 도움을 준다. **인진호**는 결석으로 인한 요로감염에 효과가 있다.

요로결석은 소변이 지나는 길에 생긴 돌을 말하는데, 신결석과 방광결석을 포함한다. 결석이 미세하면 소변을 통해 배출되기도 하지만 크기가 커 요로 점막을 자극하면 염증을 유발하고 복부 통증 그리고 혈뇨를 유발할 수도 있다.

요로결석의 통증은 출산의 고통까지는 아닐지라도 상당한 수준이다. 웬만한 요통의 수준은 상회한다고 볼 수 있다.

요로결석은 남성이 여성보다 2배 이상 발병률이 높다. 요로결석의 원인은 음식, 생활 습관, 요로감염 등이다. 결석의 성분이 칼슘화합물이므로 지나친 칼슘 섭취는 좋지 않으며 요산 결석을 예방하기 위해 퓨린purine이 풍부한 등푸른 생선(고등어나 정어리 등) 섭취를 제한해야 한다. 또한 옥살산이 풍부한 시금치 섭취를 줄이고 커피와 초콜릿 섭취를 제한할 필요가 있다.

결석 예방을 위해 비타민 A가 풍부한 음식을 자주 섭취할 필요가 있는데 당근을 추천할 수 있다. 당근은 베타카로틴 성분이 함유되어 있어 많이 먹으면 베타카로틴 혈증으로 인해 손이 노래질 수 있는데 섭취 용량을 줄이면 증상은 호전된다.

소변 길이 잘 뚫려 있지 않다면 소변의 저류가 나타나고 소변 줄기가 약해질 수 있다. 전립선이 약해도 이런 증상이 나타난다.

담석증 수술을
앞두고 있다면

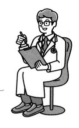

담석증은 술을 마시지 않는 사람에게도 잘 나타난다. 사람들과의 관계 속에서 스트레스를 자주 받고(가족과 주변 사람들의 기대에 부응해야 한다는 압박감) 정해진 시간 안에 해야 할 일이 많은 경우에도 잘 나타난다.

'담대하라.'

'담대'를 한자로 표기하면 膽大이다. 담낭을 크게 키우란 말은 작은 일에 얽매이지 말고 큰 틀 안에서 생각하라는 얘기다. 담이 커진다면 큰 만큼 소통도 잘 될 것이다. 정신적 이완으로 자율신경이 안정되면 담즙의 원활한 배출을 이룰 것이고 담석 형성을 예방할 수 있다.

이담작용과 담석 예방에 도움이 되는 3가지 약재를 소개한다.

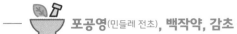
포공영(민들레 전초), **백작약, 감초**

포공영은 이담작용과 간 기능을 보호하고 **백작약**과 **감초**는 신경을 많이 써서 소화 기능을 떨어뜨리고 담즙 배출을 방해하는 걸 억제한다.

간에서 만들어진 담즙(쓸개즙)은 간의 뒤쪽 아래에 있는 담낭膽囊에 저장되고 농축된다. 담낭은 두툼한 가지 모양으로 저장된 담즙은 식사 후 담관을 거쳐 십이지장으로 분비된다.

십이지장은 탄수화물, 지방, 단백질이 모두 분해되고 흡수하는 곳으로 담즙 외에도 췌장에서 분비된 소화효소가 모인다. 십이지장은 위의 출구와 연결되는데 위에 저장된 음식물이 죽의 형태로 분해된 후 십이지장으로 이동하는 것이다. 소화효소가 음식물과 잘 섞이려면 단단한 형태보다 죽의 형태가 쉬울 것이다.

담즙은 지방질을 부드럽게 분해하여 흡수를 돕는 역할을 하는데 교감신경, 부교감신경의 통제를 받아 몸 전반적인 콜레스테롤을 균형을 유지하는 작용을 한다. 간에선 수명을 다한 적혈구를 파괴하는데 이 과정에서 빌리루빈과 각종 노폐물이 나오는데 이를 배출하는 것이 담즙의 역할이다.

빌리루빈은 황색으로 대변과 소변이 노란색인 이유가 이 성분 때문이다. 적혈구의 파괴 산물인 빌리루빈이 대소변을 통해 배설되기 때문에 나타나는 현상이다. 만약 담즙이 지나가는 경로인 담도膽道가 막힌다면 빌리루빈이 원활하게 배출되지 못해 혈액 속에 정체될 것이고 이로 인해 몸에 황달이 나타날 수 있다. 이를 담도폐쇄형 황달이라 부른다.

담도를 막는 원인 중 하나가 담석이다. 담석의 주성분은 콜레스테롤입니다. 점점 커져가는 담석으로 유발된 증상을 담석증이라 부른다. 담석증이 나타나면 위경련이 유발된 것 같은 통증이 나타나는데 담도를 막으면 황달을 유발하고 담관과 담낭에 염증을 유발하면 고열이 나타날 수 있다. 염증이 있으면 백혈구 수치가 정상 이상으로 증가한다.

담석증의 통증은 오른쪽 윗배 방향에서 나타나 같은 방향 어깨 쪽으로 퍼져나가는 양상을 보인다. 통증은 술과 음식을 많이 한 경우 심해질 수 있는데 통증 시간이 몇 분에서 수십 분에 이르기도 한다.

담석증 통증이 일회성으로 나타난다면 경과 관찰을 하겠지만 담석의 크기가 크고 통증 발작인 반복적이라면 담낭절제술을 실시한다. 담낭절제술을 받으면 담석의 원인을 제거한 것이므로 담석증으로 증상이 속히 좋아진다.

다만 수술 후 회복하기까지는 소화 기능이 떨어지는 양상을 보인다. 간에선 담즙을 계속 분비할 테지만 담낭의 농축하는 과정이 생략되어 필요한 양이 덜 공급되기 때문에 지방질 분해 속도가 더뎌진다. 따라서 기름기가 많은 육류 섭취와 소화불량이 생긴다. 장 내 지방질의 증가는 대변을 무르게 만들 수 있고 심하면 설사를 유발하게 된다.

따라서 육류를 섭취할 땐 삶아서 드시는 것이 좋다. 또한 식후 가벼운 산책이나 운동을 병행한다면 소화력 개선에 도움이 된다.

배꼽 왼쪽을 눌러
아프다면

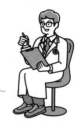

"당분간 콩을 드시지 마세요."

위장 질환을 치료받으러 오는 환자에게 흔히 건네는 말이다. 육고기를 좋아하지 않는 사람이 단백질 섭취를 위해 콩을 즐겨 먹고 한국인들은 된장 청국장을 좋아하는 편이므로 이런 말을 하면 의아해한다. 하지만 콩은 위장 운동이 떨어진 사람에게 아랫배 팽만감을 유발할 수 있다. 하복부 팽만이 심해지면 상복부의 팽만으로 이어지고 전반적인 소화불량이 오래가게 된다.

아랫배가 은은히 아픈 경우 통증을 줄이기 위해 3가지 약재를 추천한다.

귤핵橘核 (귤 씨), **후박**, **소회향**(회향의 성숙한 과실)

귤핵은 아랫배에 몰린 기를 풀어주고 **후박**은 복부 뭉침을 해소하고 **소회향**은 배를 따뜻하게 하여 뭉친 근육을 풀어준다.

소화력이 떨어진다면 위뿐만 아니라 식도, 대장, 소장의 문제도 함께 고려해야 한다. 구조나 기능에 이상이 발생한 장기는 그 장기가 위치한 주변에서 증상을 유발하는 경우가 많다. 식도에 염증이 있다면 식도가 지나는 경로 즉, 목, 가슴에 화끈거림이나 답답한 증상이 나타나고, 위에 염증이 있다면 명치 아래 통증, 식후 답답함, 좌측 갈비뼈 하단의 불편감(우측 갈비뼈 부근이 아프기도 함)을 호소하게 된다.

소장에 염증이 있다면 배꼽 주변으로 팽만하거나 근육이 뭉쳐 있거나 손가락으로 눌렀을 때 꿀렁거리는 소리가 나기도 한다. 대장 염증은 부위가 비슷한 이유로 증상이 비슷한 경향을 보인다. 다만 소장의 염증은 원인에 따라 구강이나 다른 장기에도 증상이 나타난다. 하지만 대장 염증은 대변 양상의 변화에 치중하는 모습을 보인다.

소장 염증은 인체 면역력이 떨어진 상태에서 날 것이나 위생이 떨어진 음식을 섭취한 후 유발될 수 있지만 특별한 외부 요인이 없어도 몸 내부의 환경에 따른 순환이 떨어진 결과로 나타날 수도 있다.

순환을 방해하는 요인으로는 너무 열이 많거나 차가운 기운이 몸 아래로 몰린 상황이다. 기력이 너무 떨어지면 심장의 추동이 약해

기초 순환이 안 된다.

소장에 열이 몰리는 상황은 연관 장기인 심장에도 열이 몰리는 상황이다. 이러한 심장과 소장을 표리表裏관계라 부른다. 주로 심장의 열이 소장에 미치는 상황이 자주 나타나는데 입속이 헐고 염증이 생기고 혀끝이 붉은 증상이 나타난다. 소변볼 때 요도가 따끔거리기도 하는데 요도염에 걸렸을 땐 소변이 나오기 시작하면서 통증이 나타나는 것과 달리 소장에 열이 몰린 경우엔 소변이 나오는 중간에 쓰린 느낌이 들 수 있다. 그리고 요도염보다 증상이 오래 지속되지 않는다.

소장에 열이 있는데 소변이 껄끄러운 증상이 나타나는 이유는 혈액의 흐름에서 답을 찾을 수 있다. 소장에서 흡수된 영양분으로부터 혈액이 만들어지면 심장의 열이 개선되지 않은 상황에서 혈류의 정체를 유발하고 이는 혈관 벽 염증을 유발할 수 있는데 혈액이 걸러져 흘러가는 요로 벽에도 염증이 생겨 배뇨 통증을 유발하는 것이다. 역시 순환의 문제다.

소장에 차가운 기운이 몰려도 통증을 유발한다. 아무래도 차가운 기운은 더운 기운에 비해 정체되는 성질이 강하므로 기氣 순환의 정체를 일으킨다. 이를 기체氣滯라 부른다. 기가 막힌 상황이다. 소장의 기가 막히면 아랫배가 은은한 통증이 지속된다. 차가운 자극이 원인이므로 따뜻한 물수건을 올리면 배가 편안해진다. 따라서 하복부가 단단히 뭉치고 아픈 경우 날마다 따뜻한 물수건을 올려주면 좋다.

아랫배에 한기가 몰리면 소변을 자주 보게 된다. 추운 날 밖에 있거나 난방이 잘 안 되는 도서관에서 공부하면 소변을 자주 보고 싶고 그때 나오는 소변이 맑다.

소장의 한기는 대변을 묽게 만들고 만성 설사를 일으키기도 한다. 열이 나지 않으면서 배가 아프고 설사하는 건 세균이나 열성 원인이 아니라 차가운 기운이 원인이 된 소장의 염증이다.

소장에 차가운 기운이 정체되면 기순환을 방해한다고 했는데 기의 정체가 심하면 하복부 근육이 경련이 일듯 당기며 아픈 통증이 오래가고 남성의 경우 고환이 붓고 단단하고 당기는 증상이 유발될 수 있다. 이런 경우 미역, 다시마를 자주 복용하시면 좋은데 미역과 다시마는 뭉친 것을 부드럽게 풀어주고 부종을 빼는 효능이 있다. 산후 미역국을 먹는 이유다.

피부
하얘지는 법

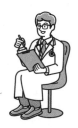

     피부가 하얀 난 어릴 적부터 지금보다 좀 검었으면 할 때도 있었다. 여름에 바닷가에 가면 일부러 햇볕에 더 오래 있기도 해봤는데 다른 사람은 검게 그을리는데 난 빨갛게만 되다가 허물이 벗겨지고 원상태로 돌아왔다. 그러다 나이가 드니 얼굴이 예전보다는 덜 하얘졌는데 햇볕에 노출된 세월이 길어지면서 생긴 피부 노화임을 깨달았다. 지금은 오히려 선크림을 듬뿍 바르고 다니고 있다.

     피부 미백에 좋은 3가지 약재를 소개한다.

형개, 금은화(인동초 꽃), 황기

형개는 피부를 맑게 하고 금은화는 피부 염증을 해소하고 **황기**는 피부 면역력을 높여준다.

시대에 따라 선호하는 피부색도 달라지는 것 같다. 한때는 까무잡잡한 피부가 건강의 상징으로 여겨지기도 하고 하얀 피부는 왠지 약해 보이는 시절도 있었다. 그런데 얼굴이 검거나 하얀 것 모두 젊은 시절엔 매력이 될 수 있다. 하지만 나이가 들수록 얼굴이 하얘지는 것을 선호한다. 나이가 들면 어쩔 수 없이 잔주름이 많아지는데 하얀 얼굴보다는 검은 얼굴에서 주름이 더 깊게 보이는 경향이 있다. 기초 메이크업을 해도 유지하는 시간이 정해져 있으니 나이가 들수록 화장품을 덧바르는 빈도가 증가하고 화장도 점차 두터워질 것이다.

얼굴 피부에 탄력이 줄어들면서 어두워지면 몸 어딘가 안 좋아 보인다. 간이나 콩팥이 좋지 않으면 얼굴이 검어지는데 예를 들면 간경화나 만성 신부전을 앓는 환자들의 얼굴은 검다. 단순히 검은 게 아니라 윤기가 없어진 어두움이다.

얼굴 미백은 여성뿐만 아니라 남성에게도 관심사다. 외모가 경쟁력이 된 지 오래됐다. 인상이 좋고 얼굴 피부도 맑으면 그 사람이 제안하는 것이 말하기 전부터 다 좋아 보인다. 비즈니스 거래 성공률을 높이는 방법이 될 수 있다. 사회생활에서 상대방의 속마음까지 알 수는 없으니 일단 외모 특히 얼굴을 보고 그 사람을 지레짐작하기 때문이다. 세상을 바꿀 수 없고 그것이 시대의 조류라면 순응할 필요가 있다.

피부 하얘지는 법은 겉을 다스리는 방법도 있고 속을 다스리는 법이 있다. 얼굴이 어두우면서 눈 밑이 어두우면서 진해지는 것도 고민 중 하나인데 이를 해소하는 방법 역시 겉과 속을 함께 다스리는 방법을 활용할 수 있다.

겉을 다스리는 건 선크림을 자주 바르고 햇볕이 강한 경우 모자와 선글라스를 착용하는 방법이 기본이다. 피부 탄력회복에 도움을 주는 감자와 마를 갈아 미용 팩으로 활용하는 것도 좋다. 감자의 서늘한 성질로 피부의 열을 내리고 마로 피부에 진액을 보강한다면 탄력을 공급할 수 있다.

피부 하얘지는 법은 미백뿐 아니라 얼굴에 때가 낀 것 같은 거친 질감 그리고 기미 잡티 해소와도 연관될 것이다. 이는 얼굴 피부 순환을 저해하는 요인이 있다는 얘기인데 한의학에선 담음痰飮을 원인으로 보고 있다.

몸에 담음이 많아지면 피부가 거칠고 검어지는 증상 외에 눈 밑이 고기를 훈제할 때 사용하는 연기가 낀 상태처럼 보인다. 가슴 두근거림도 많아지고 어깨와 등이 자주 뻐근하기도 하다. 배에서 물소리가 자주 들리며 아랫배에 가스가 잘 차고 대변이 묽어진다. 맵고 기름진 음식을 자주 섭취하면 설사를 하기도 한다. 체중감량을 위해 음식을 적게 섭취하여도 살이 빠지지 않는 몸 상태가 된다.

속이 자주 메스껍고 차멀미를 잘하고 머리가 자주 어지럽고 무거운 증상이 나타난다. 이렇게 담음은 몸에 다양한 증상을 유발하는데 나중엔 피부가 칙칙하고 검어지는 외적 증상을 발현하기 때문에 담음을 제거하는 방법으로 몸을 다스리면 좋아진다.

담음은 인체 순환이 잘 안 되어 발생하고 기존 순환을 더 저해하는데 순환이 안 되는 요인은 일단 몸이 너무 냉하거나 열이 있는 경우다. 몸은 추운데 손에 열감이 나타나는 경우가 가장 순환이 안 되는 형태라 볼 수 있다. 순환은 몸의 윗부분은 서늘하고 아랫부분은 따뜻한 방법으로 치료해야 개선되고 담음이 제거된다.

점점 신경 정신과 의사가 되어 가는 거 같다

아픈 사람이 대부분 그러하겠지만 마음속 깊은 곳에 상처들이 참 많다. 내 앞에서 우는 환자들에게 티슈를 건네기도 하고 TV에 자주 나오는 유명한 신경정신과 의사처럼 어느샌가 환자의 아픈 마음을 달래본다. 어느 땐 나 자신의 걱정 근심 때문에 환자의 마음을 헤아려 주지 못할 때도 있다. 예전 외국 단체 여행을 한 적이 있었는데 가이드의 무사안일한 태도에 고객들이 불만이 많았다.

"지금 우리는 여행 중이지만 저 사람은 일하는 시간이잖아요."

여행 중 불만이 많았던 여성이 이렇게 말했던 기억이 난다. 퇴근하면서 직장의 일과 생각을 집으로 가지고 돌아와서는 안 되는 것과 마찬가지로 고민을 직장으로 가지고 와서도 안 된다. 지금은 일부러 찾아온 환자에게 할애된 시간이라는 사실을 그 여자분을 통해 새삼 느껐다.

　사람마다 사연이 많다. 허리나 발목을 삐끗했다든지 골프나 테니스를 많이 친 후 팔꿈치가 아프다든지 단순 통증의 치료가 아니나 내과 질환의 치료를 받으려는 환자들은 예전부터 어디가 아팠다든지 무슨 약을 먹고 있는지를 다 말하려 한다. 하지만 이 모든 얘기를 다 들어주기엔 진료 시간은 한정되어 있다. 처음 방문한 환자들의 얘기를 최대한 들어주다 보면 이십 분은 훌쩍 넘어가게 된다. 진료 상담 시간이 길어지다 보니 자동차 보험 환자처럼 통증 치료 침만 맞고 가려는 사람들의 원성이 높아졌다. 심지어는 다음과 같은 오해가 담긴 말을 듣기도 했다.

　"자동차 사고 환자는 환자도 아니냐?"

　당연히 그렇게 생각하지도 않고 생각할 수도 없다. 도시에는 너무나도 많은 병원이 있으므로 내가 아니어도 자기 몸을 맡길 의사는 넘쳐나기 때문이다. 그러다 보니 침 치료만을 위한 단순 통증 환자의 비중이 줄어들고 내과 환자들의 비중이 높아져 갔다. 한의원을 찾는 내과 질환자는 이미 동네 병 의원은 물론 대학 병원까지 두루 다녀 본 경험이 있으므로 이젠 한방 치료를 한번 받아봐야겠다, 이번이 마지막이다, 라는 생각으로 방문하는 환자가 대부분이다. 여기서 해결을 봐야 하므로 한의사에게 더욱 많은 정보를 제공해야 정확한 치료가 이루어지리라 생각한다.

　"다 말씀드리지 못할 거 같아서 여기 생각나는 대로 적어봤어요."

이렇게 말하며 또박또박 적은 글씨가 적힌 A4 용지나 편지지를 내 앞으로 내미는 환자들이 있다. 당연히 신경이 예민하신 분이다. 몇 년 도에 어떤 증상으로 어떤 처방을 받았는지도 상세히 기억하고 있으면서도 그걸 굳이 종이에 적어서 내민다. 증상 하나하나에 자신의 마음을 얽어매고 있어 그걸 풀어줄 필요가 있다. 얽힌 매듭을 호기롭게 잘라버리면 간단하겠지만 그렇게 했다간 환자가 많이 다친다. 세게 묶인 강한 매듭을 좀 느슨하게 만들어 주고 나머지는 스스로 풀어내도록 돕는 것이 나의 역할이다. 상처받기 쉬운 사람은 다루기 힘들다. 열 중 아홉을 마음을 편하게 해주더라도 한 가지 서운한 일로 마음이 상하면 관계가 끝나기 쉽다. 이럴 때마다 줄다리기하는 심정이다. 내 쪽으로 잡아당기기만 하는 것이 아니라 상대방에게 끌려가 주는 여유가 필요하다. 별로 인생 경험도 사회 경험도 없는 나에게 생활의 지침을 문의할 땐 뭐라고 해야 좋을지 난감할 때가 있다. 이럴 땐 그저 선인들의 말씀을 생각하며 답을 드리려고 한다. 그러면 절반은 성공이다.

갑상선암 수술을
받으셨다면

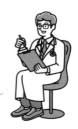

"저는 인삼, 녹용이 몸에 맞지 않아요."

진료하다 보면 이런 말을 하는 환자들이 있다. 인삼이 몸에 맞지 않는 경우는 가슴에 열이 많이 몰린 경우인데 녹용이 맞지 않는 경우는 흔하지 않다. 간혹 녹용이 들어간 한약을 먹고 설사하는 경우가 있으나 이마저도 녹용 때문인지는 확실하지 않다. 인삼과 녹용 모두 열이 많은 약재인 건 분명하지만 약의 목적지가 다르다. 인삼은 가슴으로 녹용은 하복부 단전 부위로 간다. 사람들이 힘든 건 주로 상체 열 때문인데 인삼은 상체 열을 가중하므로 인삼이 맞지 않는 사람은 가슴이 답답하고 두근거리고 혈압이 올라가는 증상을 경험하므로 인삼을 꺼리는 것이다.

갑상선 절제술을 받고 열이 부족하고 대사기능이 떨어지는데 대사의 기본 축에 해당하는 소화 기능의 저하가 나타난다. 소화력을 떨어뜨리는 육류와 밀가루 음식뿐 아니라 식사 전반이 분해하는데 지체되는 경향을 보인다.

수술 후 나타나는 감정조절이 힘든 상황을 먼저 관리해야 하는데 체력이 정상이라면 운동을 하면서 해소할 수 있지만 수술 후엔 체력이 떨어지는 문제가 있다. 이때 가족들의 이해가 필요하다. 환자가 사소한 일로 짜증을 내도 즉각적으로 반응하지 않는 아량이 필요하다.

수술 후 컨디션으로 회복하는 데 도움을 주는 3가지 약재를 안내한다.

 가시오가피, 복령, 황기

가시오가피는 면역을 높이고 대사를 개선하고 **복령**은 수술 후 갑상선기능저하로 유발된 수분의 몸 안에 정체되는 것을 막아주고 **황기**는 기를 보하고 부종을 제거하는 효능이 있다.

암 진단을 받고 수술과 항암 치료(수술만 하기도 함)를 받고 경과가 좋으면 처음 암 진단을 받았을 때보다는 심적인 안정을 얻는다.

그런데 암이란 소리를 듣고 아직 어떤 조치를 받기 전에도 마음에 위안을 가질 수 있는 암이 갑상선암입니다. 물론 갑상선암 중에서도 암세포의 성장 속도가 매우 빠르고 국소 침윤이 잘 되는 경우 예후가 좋지 않기도 하지만 다수가 진단받는 갑상선 유두암은 10년 이상 장기 생존율이 높다. 갑상선암은 폐전이가 많은데도 말이다. 천수를 누린다고 볼 수 있다.

갑상선암은 초음파와 세포 조직에 가느다란 바늘을 삽입하여 세포를 채취하여 검사는 방법으로 진단하나 유방암과 갑상선암에 나타나는 석회화가 보인다고 반드시 악성이라고 진단하기 어려운 점, 조직 내부에 악성 세포가 고르게 분포하지 않다면 검체에서 정상 소견을 보일 가능성때문에 매우 정확한 검사라고 단정하기는 어렵다. 따라서 정확한 진단은 수술 시 떼어낸 갑상선을 바로 조직검사하여 진단하는 방법으로 확진하는 것이다. 그런데 이 과정에서 갑상선의 부분 혹은 전절제가 이루어진다. 암 진단과 별도로 갑상선 절제로 인한 문제들이 발생할 수 있다.

어찌 됐건 갑상선암이라는 최종 진단 후 전 절제술 혹은 부분 절제술(한쪽만 절제한 후 반대편에도 이상 소견이 나타나 나머지도 절제하기도 함)을 받으면 몸에 변화가 찾아온다. 우선 인체 장기를 제거하는 큰 수술을 받았기 때문에 길면 1주일 정도의 입원 기간이 필요할 것이고 암세포에 노출되었을지 모르는 잔여 조직에 대한 방사성 요오드 섭취도 한 동안 해야 한다.

시간이 지나면 인체의 자연 치유력으로 수술받은 부위의 조직도 결합조직이 증식되면서 아물지만 유독 컨디션이 오르는 속도가 더

디다. 이는 수술 전에 면역력이 괜찮았던 사람도 마찬가지인데 갑상선이라는 장기의 부재 때문에 나타나는 현상이다. 갑상선은 살아가는데 필요한 대사활동에 관여한다. 대사 과정엔 열에너지가 필요하다. 열이 지나치게 많은 것도 문제지만 너무 적은 것도 기능 이상을 초래한다. 여기서 '기능'이란 단어를 사용한 것에 주목할 필요가 있다.

기능을 과도하게 사용하면 열이 많아진 상태이고 기능이 부족한 상태는 열이 부족한 상태다. 열이 많아지면 대사가 항진된 것으로 갑상선 기능항진증과 당뇨병이 대표적인 질환이다. 갑상선암으로 절제술을 받으면 대사기능이 떨어져 몸에 열이 부족한 상황이 된다. 인위적으로 갑상선 기능저하증이 되는 것입니다.

전유성의 휴게소

서울 종로구 누상동에 살 때, 몸무게가 많이 나가는 친척 뚱뚱이 할머니가 계셨어. 신경통이 심했던 할머니가 병원에 가서 처방을 받으셨는데 정말 작은 알약을 '하루에 한 알 드시라'는 처방을 받아오셨대. 어느 날 할머니 딸이 와서 얘기하는데 할머니가 신경통약을 드시고 끙끙 앓으신다는 거야. 사연을 들어보니, 할머니가 "아니 내 덩치가 이렇게 큰데 요렇게 작은 알약을 하루 한 알 먹으라는 게 말이 되냐"면서 매일 3알씩 드셨다는 거야. 그랬더니 머리카락이 빠지고 얼굴도 몹시 상해버렸지. 진짜로 있었던 얘긴데, 세상에 알약의 크기로 하루 드시는 양을 조절하셨던 할머니. 그 시절엔 그랬다는 얘기야. 60년 전인데 지금 내 나이 72살.

코피를
자주 흘리면

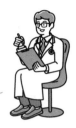

　　TV 드라마에서 어쩌다 한 번씩 나오는 우스운 장면이 있다. 남성이 불륜관계인 내연녀와 나란히 누운 침대에서 갑자기 코피를 흘리는 모습이다. 부부 사이의 생활에서 남편이 코피를 흘리는 장면은 본적이 없다. 왜 그럴까? 현 배우자보다 더 애틋해서일까? 어찌 되었건 성관계의 결과 사정을 하게 되는데 이는 원기를 감소시킨다. 원기 부족의 결과가 코피로 이어진 것이다. 원기를 지키는 적절한 성관계 회수는 '구구단의 법칙'을 따르면 된다. 앞으로 어딘가에 나오니 책을 잘 살펴보길 바란다.

　　코피가 자주 나고 스스로 해결될 기미가 보이지 않는다면 식습관을 개선하고 기력을 보강하고 정신적으로 안정시켜야 한다. 도움이 되는 3가지 약재를 소개한다.

 애엽(쑥), **목단피**(모란의 뿌리껍질), **우절**藕節(연꽃 뿌리줄기의 마디)

애엽은 지혈하면서 동시에 혈을 보하는 작용이 있고 **목단피**와 **우절**은 혈을 서늘하게 하여 지혈하는 효능이 있다.

코피는 약해진 코점막이 충혈된 후 터져 피가 나는 증상을 말한다. 점막은 부드러운 조직이므로 손가락으로 코를 후비거나 실내가 건조하여 점막이 마르면 쉽게 터지게 된다. 코피가 나면 가볍게 긁힌 상처처럼 출혈이 바로 멈추지는 않는다. 그래서 휴지를 말아 콧구멍을 막는 것이다.

코피가 나면 몸의 진액이 일정부분 손실을 보는 것이기 때문에 코피가 자주 난다면 격한 운동을 하거나 사우나에 오래 머무르면서 땀을 많이 흘리는 것은 좋지 않다. 땀으로 인한 진액 손실이 더하면 몸이 더 허해질 수 있기 때문이다.

몸이 허해지면 코피가 자주 난다. 잠을 줄이고 공부나 일에 매진하면 체력이 떨어지는데 이럴 때 코피가 난다.

힘을 많이 쓰고 체력이 떨어지면 기氣를 상하게 된다. 기는 몸 순환의 요체인데 혈액을 혈관 내에서 잡아주는 역할을 한다. 기가 소모되면 혈액이 혈관 밖으로 빠져나오기 쉬운 상태가 되는데 이것이 출혈의 원리다.

코피가 흐르는 순간을 생각해보면 콧속이 뜨거워지면서 액체가 아래로 흐르는 느낌이 든다. 더운 혈액이 흘러나와 콧속이 뜨거워질 수도 있으나 그 전에 이미 코에 열감을 느낄 수 있다. 아울러 목이 간지러운 증상도 나타날 수 있다.

몸살이 오래되고 열병을 앓는 상황에선 얼굴 열이 상승하고 코 역시 뜨거워진다. 열은 몸의 진액을 고갈시키고 점막을 건조하게 만들어 코점막 모세혈관을 약하게 만들 수 있다.

코점막의 열을 증가시키는 요인으로 술과 맵고 기름진 고기를 자주 섭취하는 것도 원인이 다. 소화에 부담을 주는 음식들은 몸 내부의 열을 조장하고 열은 콧속 점막의 모세혈관을 손상할 수 있다.

마지막으로 정신적 스트레스가 과도하면 코피가 날 수 있다. 근심이 많고 하는 일 그리고 주변 인물과의 관계에 대한 불만족에서 나타나는 분노의 감정은 간肝의 기를 거슬러 올라오게 만든다. 이때 발생하는 것이 간화肝火 혹은 간열肝熱이다. 화나 열은 위로 오르는 속성이 있으므로 얼굴에 몰리고 역시 콧속의 열을 조장하여 코피를 유발할 수 있다.

전유성의 휴게소

고대 중국은 전쟁이 많았지. 전투를 하기 위해 낯선 곳에 진을 치고 몇 날 며칠을 있게 되는데, 처음 가는 곳이니 물이 어디에 있는지 당연히 모르지. 그래서 물 담당인 수맥 찾는 전문가들이 커다랗게 웅덩이를 판다는 거야. 웅덩이 안에다 마른 쑥을 넣고 태운대. 수맥담당 중에 높은 애들은 웅덩이도 안 파고 '야, 여기 한번 파' 하면 아랫것들은 땀을 삘삘 흘리며 땅을 팠을 거야. 그 웅덩이에 마른 쑥을 집어넣고 아주 많이 오랫동안 쑥을 태우면 어디선가 연기가 난다는 거야. 쑥의 성질이 냉하고 습한 곳을 찾아가는데 연기 나는 곳이 물이 있는 곳이라고 하더라구. 그래서 쑥찜을 뜨는 거래. 쑥 연기가 우리 몸의 냉하고 습한 곳을 찾아서 경락을 소통시켜 준다는 거야. 제주도에서 며칠 묵은, 중국에 오래 계셨던 주지스님의 얘기야. 그렇지 않으면 목화로 할 수도 있는데 쑥을 쓰는 이유가 있었던 거지.

두드러기와
피부묘기증을 잡으려면

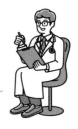

흰 밥에 얹어 먹으면 맛있는 미국산 깡통 햄, 누구나 좋아한다. 요즘은 별식으로 하와이안 무스비라는 음식도 즐겨 먹는 편이다. 밥에 미국산 햄과 계란말이를 올리고 김으로 싼 후 네모나게 썰어서 김밥처럼 먹는 음식이다. 그런데 여기 들어가는 햄에 따라 두드러기가 생기는 환자를 본 일이 있다. 미국산 깡통 햄을 먹으면 아무 이상이 없는데 국내산 깡통 햄을 먹으면 여지없이 눈두덩이가 부으면서 두드러기가 난다고 했다. 물론 시간이 지나면 나아진다는데 이분이 미국에서 살다 온 사람도 아니고 햄의 돼지고기 함량도 비슷한데 왜 그런 일이 일어나는지는 원인을 밝히지 못했다.

심장을 강하게 하여 마음을 편하게 하고 소화 기능을 개선하고 피부 열이 몰리는 상황을 잘 뚫어주는 방법으로 치료하면 좋아질 수 있다.

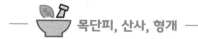 목단피, 산사, 형개

목단피는 혈에 몰린 열을 내리는 방식으로 피부 열을 내리고 **형개**와 더불어 피부염과 가려움증을 해소한다. **산사**는 소화 분해력을 촉진하여 피부에 열이 쌓이는 걸 억제한다.

만성 두드러기로 신경을 쓰고 고생하는 경우 소화불량 증상을 같이 호소하기도 한다. 두드러기는 피부 표면이 붉게 부어오르면서 심한 가려움증이 나타나는 질환이다. 피부에 열감이 많이 나타나는 특징이 있으며 해당 부위가 분홍빛으로 변하면서 땀이 나기도 한다. 피부 열을 낮추기 위한 몸의 자연 반응이다.

두드러기가 잘 생기고 피부에 열이 증가하면 피부묘기증도 나타날 수 있다. 피부묘기증은 손톱이나 젓가락 등으로 피부에 글씨를 쓰면 글자 형태로 도드라진 상태로 오래 유지되는 질환을 말한다.

피부묘기증은 가려움증을 동반하지 않는 특징이 있으나 다른 사람의 시선을 끌 수 있는 얼굴과 목 부위에도 증상이 자주 나타난다. 눈 밑이 부어오르거나 목 옆이 부어오를 때면 주변에 땀이 차올라 피부가 매끈거리나 환자 본인은 뭔가 답답한 느낌이 든다.

만성 두드러기는 가려움이 심하므로 자주 긁게 된다. 긁는 과정에 손톱으로 인한 상처로 이차 염증이 유발되기도 한다. 그래서 두드러기 환부 주변엔 가느다란 딱지가 앉아있는 경우가 많다. 시간이 지나 두드러기가 가라앉더라도 긁은 흉터는 남는다.

피부묘기증은 몸의 내외를 가리지 않고 나타나는 경향이 있으나 두드러기는 허벅지 안쪽, 복부 안쪽 등 겉으로 잘 보이지 않는 부위에 발생한다. 피부묘기증은 다른 사람의 눈에 잘 보이지만 두드러기는 얼굴만 봐서는 두드러기 환자인 줄 모르기 쉽다.

두드러기와 피부묘기증 모두 피부의 열이 많은 것이 원인이다. 피부의 열이 많다면 그 원인을 식습관에서 우선 찾아야 한다. 평소 맵고 자극성인 음식 즉, 향신료가 많이 들어간 음식을 피하는 것이 중요하다. 밀가루 음식과 기름진 음식(육류나 생선 가리지 않고)을 절제할 필요도 있다. 성인이라면 술과 커피를 절제해야 한다.

피부의 열을 올리는 인자로 정신적 스트레스 역시 간과할 수 없다. 중고등학생 중에도 피부묘기증과 두드러기 환자들이 많은 이유는 학업으로 인한 스트레스가 많고 빠른 식사를 위해 가공육을 프라이팬에 구운 햄 소시지 등을 선호하여 피부 열을 올리기 때문이다. 여기에 소화불량까지 있다면 위장에 분해가 덜 된 음식물로 인해 염증은 물론 열이 쌓이게 되고 이 열은 고스란히 피부로 이어진다.

손발 저림을
해결하자

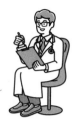

"한쪽 손만 저려요."

시골에서 감나무에 올라가 감을 따다가 나무에서 떨어진 후 방문한 환자의 말이다. 떨어지면서 무의식적으로 한 손으로 땅바닥에 짚었다고 말했다. 우리 몸은 응급상황에 대비하는 능력이 있는데 순간적으로 바닥을 디딘 팔 아래쪽 근육이 뭉쳐 몸 전체의 하중을 감당한 것이다. 뭉친 팔 근육이 손으로 내려가는 신경을 눌러 저림증을 유발한 것이다. 몇 회의 침 치료로 나았던 기억이 난다.

손발 저림에 도움을 주는 3가지 약재를 소개한다.

목단피, 계지, 곤포昆布(다시마)

목단피는 혈관 내 염증을 완화하여 혈관 내부를 깨끗하게 하는 작용이 있고 **다시마**와 **계지**는 근육을 풀어주어 혈액의 흐름을 원활하게 하여 손발 저림을 해소한다.

손발 저림의 원인은 크게 세 가지로 생각해 볼 수 있다.

첫째는 심장에서 혈액을 충만하게 보내지 못하는 경우다. 가슴이 자주 두근거리고 잘 놀라는 경우 심장의 박출량이 적다. 조금만 빨리 걸어도 숨이 차고 가슴이 답답할 때가 있다. 심장의 좌심실에서 몸 구석구석 혈액을 보내야 하는데 이 기능이 약한 것이다.

둘째는 말초순환장애다. 말초혈관의 탄력성이 떨어진 것이 이유인데 고혈압과 당뇨, 고지혈증이 있으면 혈관 벽에 염증이 생겨 혈관 벽이 두꺼워지고 혈관 내부 지름이 줄어든다. 그 결과 말초동맥의 저항성이 상승하는데 그 압력이 항상 높은 상태가 고혈압이다. 혈관 내부가 좁아지면 혈액 내 노폐물이 증가하고 혈액 점도가 높아질 수 있다. 그러면 만성적인 말초순환장애가 나타날 수 있다.

셋째는 근육 뭉침이 심하여 손과 발로 이어지는 신경이 압박을 받는 경우다. 신경이 눌리면 손이 찌릿찌릿하고 저리는 증상이 수반된다. 손이 저리면 신경이 주로 눌리는 부분이 겨드랑이와 아래 팔 부근이고 발이 저린 경우는 오금과 종아리와 발목 부근이다.

심장에서 혈액을 충만하게 내보내려면 평소 유산소 운동을 꾸준히 할 필요가 있다. 운동하는 동안에만 손발 저림이 해소된다면 심장 자체의 기능이 떨어져 있다는 의미이기 때문에 전반적인 양기를 끌어올리는 치료를 받아야 한다.

　　말초순환장애라면 혈관 내 염증을 유발하는 활성산소를 억제할 필요가 있는데 과식, 음주, 흡연, 스트레스 등이 주요 원인이므로 이를 절제할 필요가 있다. 말초동맥의 저항성을 낮추기 위해 피를 맑게 할 필요가 있고 고혈압 당뇨 고지혈증을 예방하고 적절한 수치로 유지 관리하는 것이 중요하다.

　　근육 뭉침이 자주 발생하는 경우 저녁에 반신욕을 통해 근육을 이완시키면 좋고 위장이 약하여 발생한 담적병이 있다면 근육이 잘 뭉치므로 담적을 해소하는 치료를 받으면 근육이 신경을 누르는 상황을 치료할 수 있다.

수시로 입 안이 마르고
목 이물감이 느껴질 때

상체 열 내리기.

상체 열로 불편을 겪는 사람이 의외로 많다. 현대 사회가 스트레스가 많기 때문이리라. 갱년기 여성이라면 생리가 멈추면서 여성 호르몬이 부족해진 결과로 상체 열이 발생하지만 젊은 사람에게는 당연히 스트레스가 일차 원인이고 일인 가정이 늘고 즉석 음식 섭취의 증가로 영양 불균형이 원인일 것이다. 살아가면서 열 받지 않으려고 마음을 다스리는 건 날마다 식탁을 닦는 정성이 필요하다. 너무 마음에 담아두지도 말고 적당히 표출할 필요도 있다. 과도한 표출은 분노로 인한 강력한 화로 변하니 항상 적당하게.

신경만 써도 목 이물감이 나타날 수 있으나 소화력이 떨어지는 경우 목 이물감이 자주 발생한다. 기본적으로 과잉 상승한 열이 원인인데 가슴의 열은 내리고 부족해진 열을 배꼽 아래에 채워나가는 방법으로 기본 에너지를 지키면서 열을 제어한다. 여기에 해당하는 3가지 약재를 소개한다.

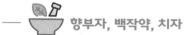

향부자, 백작약, 치자

향부자는 화가 몰려 가슴의 기가 정체되는 것을 막고 **백작약**은 진액을 간직하면서 열을 제어하고 **치자**는 울화를 제어하는 효과가 있다.

낮 기온이 많이 오르면 수시로 목이 마른다. 계절이나 기후에 상관없이 1년 내내 입이 마르고 목이 건조한 증상이 나타날 수도 있다. 게 중에는 목 이물감을 동반하기도 한다. 외부 기온이 높지도 않고 오히려 쌀쌀하다는 느낌을 받는 동안에 이런 증상이 나타난다면 그 원인은 무엇일까?

원인은 체내 열이다. 열은 위로 올라가는 성질이 있다. 체내 열은 먼저 가슴 부위에 모인다. 가슴에 열이 쌓이면 처음엔 등이 뜨거운 증상이 나타나고 점차 목덜미로 올라간다. 등과 목덜미가 동시에 열이 나기도 한다. 열이 난다고 해서 체온이 급상승하는 것은 아니고 스스로 자각하는 열감이 세어진 것이다. 어찌 되었건 그 부위의 열이 다른 부위보다는 많으므로 우리 몸은 스스로 땀을 내어 열을 식히려 한다. 그래서 목과 등의 열과 땀은 동시에 나타나는 증상이다.

가슴에 몰린 열이 얼굴로 올라와 입을 마르게 하고 목을 건조하게 하고 목 열감을 유발하는데 원인은 심장과 간의 화火 그리고 위와 식도의 열이다.

심장의 화는 소위 말하는 화병으로 생각할 수 있다. 평소 예민한 성격에 신경 쓸 일이 생기면 그 일이 해결될 때까지 머릿속에서 떠나지 않는 경우 가슴에 열이 가득 찬다. 그런 시간이 길면 길수록 입 마름, 목 건조와 열감은 더 심해진다.

간에 화가 많은 경우는 급성 스트레스가 많은 경우다. 최근에 급격한 정신적 충격을 받았거나 필요 이상의 음주를 즐기는 경우와 활동성 B형간염 보균자도 간에 화가 쌓이게 된다.

위와 식도의 열이 원인이라면 목이 건조하고 입이 마른 증상 외에 목 이물감이 동반된다.

혈압약을 먹어도
혈압이 잘 안 잡힌다면

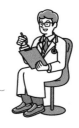

"또 응급실을 다녀왔어요." 환자가 말했다.

"무슨 일로요?" 내가 물었다.

"갑자기 혈압이 160까지 올라가서요."

"지금은 괜찮으세요?"

"응급실에 잠깐 누워있으니 정상으로 내려왔어요. 특별한 약도 없고 그냥 가기 뭐하면 수액 주사 맞고 가라고 해서 맞고 왔어요."

이런 환자의 문제는 몸에 어떤 증상이 나타나면 분명히 혈압이 올라갔을 거야, 라고 미리 짐작한다는 점이다. 그런 마음 상태에서 혈압을 측정하면 당연히 올라간다. 혈압 수치에 대한 노이로제가 생긴 경우인데 심호흡을 하고 불안한 마음에 바로 혈압을 측정하지 말고 두 시간 정도 지난 후 혈압을 측정하는 것이 좋다.

한의학에서 고혈압 치료 원리는 간의 양기가 지나친 것을 조절하는 것이다. 여기에 부합하는 3가지 약재를 소개한다.

 원지, 국화, 울금(생강과 울금의 덩이뿌리)

원지는 남성 성 기능 개선에도 도움이 된다. 항상 눈이 충혈되는 것도 고혈압 증상의 특징 중 하나인데 노란 **국화** 꽃잎을 드시면 좋다. **울금**은 마음이 울적하고 답답하고 분노 조절이 안 될 때 좋다.

고혈압은 정상 혈압인 120/80 mmHg보다 높은 수치가 휴식과 안정을 취했음에도 불구하고 내려가지 않는 상태를 말한다.

높은 혈압은 지금 당장 문제를 일으키지는 않는다. 어쩌다 하루 수축기 혈압이 160이나 170까지 올라갔다고 해서 당장 생명을 위협할 만한 일이 벌어지지는 않는다는 얘기다. 그 대신 높은 혈압이 오랫동안 떨어지지 않는다면 혈액을 공급받아야 하는 장기가 손상된다.

혈압이 높아지는 이유는 혈관 벽의 탄력성이 떨어지고 혈액 내 염증과 노폐물의 쌓여 혈관 지름이 좁아지기 때문이다. 좁은 혈관 안으로 적은 양의 혈액이 흐르면서 내부 압력만 높아진 상황이 고혈압이므로 장기 손상이 나타나는 것이다.

혈압이 올라가는 원인으로는 예민하고 스트레스를 잘 받는 성격과 음주 흡연을 과도하게 하는 경우 기름진 음식을 즐기고 운동을 게을리하는 것 등을 들 수 있는데 커피를 자주 마시는 것도 심장에 부담을 주어 맥박을 빠르게 하고 혈압을 상승시킨다.

혈압이 올라가면 우선 머리가 어지럽고 눈에 아지랑이 같은 게 잘 생기고 시력이 떨어진다. 귀에서 소리가 그치지 않는 이명증이 잘 치료되지 않고 가슴이 번잡하고 조급하고 초조한 기분이 자주 들고 입이 항상 마르는 증상이 나타날 수 있다.

술을 마신 사람처럼 얼굴에 홍조가 나타나고 소변이 노래지고 입이 쓰면서 변비가 나타나기도 한다. 진통제를 먹어도 그때뿐인 두통이 발생하고 머리가 무겁고 건망증이 생기고 쉽게 분노하는 증상도 고혈압에서 볼 수 있다.

잠이 들기 어렵고 눈만 감은 상태에서 한숨도 못 자는 증상이 나타나기도 한다. 이런 증상이 나타나는 이유는 간의 양기가 상승하고 몸의 진액이 고갈되기 때문이다. 간이 피로를 주관하고 정서적 기분과 관련된 장기이므로 혈압상승과 밀접한 관계가 있는 것이다.

평정심을 유지하기 힘들다면 스트레스를 받을 때 밖으로 나가 걷는 것이 간의 양기가 지나치게 상승하는 것을 막고 나아가 고혈압을 예방 및 치료에 도움이 된다.

혹시 이런 거 해보셨나요? 밥 지을 때 밥물에 녹차를 넣어서 밥을 지으면 맛있거든요. 특히 저는 국화차를 넣어서도 밥을 짓습니다.

무월경과
난임의 해결

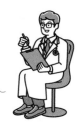

"임신하는 거는 바라지 않고 다만 몸만 건강하게 해주세요."

지인의 소개로 방문한 남자 환자가 아내와 함께 방문했다. 남편과 부인 모두 30대 중반을 훌쩍 넘은 상태였고 아직 아이가 없는 상태였다. 부인은 다낭성난소증후군을 앓고 있어 혈당이 올라 혈당강하제도 복용하는 중이었다. 남편분의 격려로 임신 성공이라는 부담을 떨쳐낸 후 치료에 임했다. 두 달 정도 치료 후 한동안 소식이 끊겼다가 부부는 아기와 함께 내원했다. 부인은 아직 시집 안 간 여동생 두 명을 소개하여 진료받게 했다. 소개의 힘은 무섭다. 환자 한 사람 한 사람 최선을 다해 치료해야 하는 이유다.

한의학에서는 호르몬과 진액의 균형을 잡고 체내 노폐물인 습

담과 순환을 저해하는 어혈을 제거하는 방법으로 치료한다. 이에 부합하는 3가지 약재를 소개한다.

숙지황, 당귀, 백작약

숙지황은 호르몬과 진액을 보강하는 데 도움을 주고 **당귀**는 자궁내부 혈액 순환을 개선하여 생리불순과 무월경을 치료하고 **백작약**은 생리가 원활하지 않아 생기는 아랫배 통증을 줄여준다.

생리 기간이 되었는데 월경이 없는 상태가 길게는 6개월 이상 이어지는 증상을 무월경이라 부른다. 폐경 여성이 아닌 임신이 가능한 나이도 무월경이 나타날 수 있다. 무월경에 이르기 전에는 생리불순이 나타날 수 있다. 정상적인 생리주기를 28일 전후로 보았을 때 주기가 점점 느려지면서 원래 월경주기의 3배 이상 생리가 없다면 이 또한 무월경이라 부른다. 따라서 생리가 석 달 이상 없다면 무월경을 의심할 수 있는 것이다.

무월경을 앓는 여성들은 고등학생부터 30대 후반까지 연령대가 넓다. 무월경이 되면 뭔가 막힌 듯하고 답답한 기분이 든다. 몸 전반적인 소통이 안 되는 상황인데 특징적으로 무월경 여성에게는 변비 증상이 동반되는 경우가 많다. 무월경이 치료되면서 대변 소통도 원활해진다.

막힌 게 증상이라면 막힘을 유발하는 원인도 있을 텐데 정신적 스트레스가 주요 인자로 작용한다. 스트레스는 혈관을 수축시키기고 혈액 순환을 방해한다. 이럴 땐 머리나 손발은 물론 자궁으로의 혈액 공급도 줄어들게 된다. 그래서 폐경 여성들이 그러하듯 생리량이 점차 줄어들다가 월경이 나오지 않게 되는 것이다.

스트레스와 소통 저하는 고혈당으로 이어질 수도 있다. 항상 긴장 상태에 놓여 있거나 신경 쓸 일이 해소되지 않은 채 오래 지속되면 평균 혈당이 상승한다. 당뇨는 술과 고기 그리고 탄수화물을 과다 섭취할 때만 발생하는 것이 아니라 정신적 육체적 피로의 누적으로도 발생한다. 지나치게 굶는 무리한 다이어트 역시 혈당 상승을 초래할 수 있다.

다른 질환이 원인이 되어 무월경, 생리불순, 고혈당을 유발하기도 하는데 그 대표적인 질환이 다낭성난소증후군과 쿠싱증후군이다.

다낭성난소증후군은 난소에 비정상적인 낭종囊腫이 여러 개 존재하는 소견을 보이는데 고 안드로겐 혈증이 나타나고 비만, 다모증, 혈당 상승, 불임을 유발하는 질환이다.

쿠싱증후군은 뇌하수체에서 ACTHadrenocorticotropic hormone가 과다 분비되어 좌우 콩팥 위에 달린 부신에서 당질 스테로이드인 코티솔 분비 증가가 나타나는 질환을 말한다. 여기서 당질 스테로이드가 간의 포도당 합성을 증가시키므로 혈당이 상승하는 것이다. 혈중 스테로이드의 과다 분비로 근육피로가 증가하고 피로가 심해지고 골다

공중이 나타날 수도 있다. 그리고 비만이 나타날 수 있다. 불안과 정서 불안이 함께 나타나고 얼굴이 둥근 달처럼 커지고 견갑골 사이에 지방이 쌓여 부풀어 오른 서양 소의 등 모양buffalo hump을 보이기도 한다.

피 좀
뽑아주세요

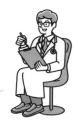

"모두 다 조사 부러."

올 때마다 피 뽑아달라는 할머니가 있었다. 어깨나 허리, 무릎, 발목이 아프면 늘 피를 뽑아달라고 하셨다. 누구나 그런 건 아니지만 피를 뽑는 맛(?)에 익숙해지면 사혈을 해야만 치료라고 생각하시는 경우다. 하도 여기저기 피를 뽑으라고 하셔서 이렇게 피를 많이 뽑으면 쓰러질 수 있다고 말해도 막무가내였다. 얼굴에 핏기도 없으신 분이라 일주일에 한 번만 오시라고 엄포를 놓은 적도 있었다. 그 이후로 오시지 않았다. 여전히 다른 곳에서 피 뽑아달라고 하시려나?

피 뽑는 걸 좋아하시는 분들은 죽은 피를 빼달라고 하신다. 죽은 피라고 표현하시는 걸 한의학에선 어혈이라 부르는데 어혈 제거에 도움이 되는 약재 3가지를 소개한다.

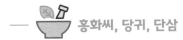 홍화씨, 당귀, 단삼

홍화씨는 **당귀**와 함께 어혈을 제거함과 혈액의 흐름을 원활히 하고 **단삼**은 어혈로 인한 통증을 줄이는 데 도움을 준다.

어혈은 혈액의 운행이 시원치 않아 흐름이 느려진 혈액이 뭉친 상태를 말한다. 담이 쌓인 것을 담적痰積이라 부르듯 어혈이 쌓인 상황을 어적瘀積이라 부르기도 한다.

혈액이 뭉친 상태는 두 가지 이유로 발생한다. 하나는 혈액 내 노폐물이 많아 피가 끈적끈적한 상태이고 또 하나는 혈액의 흐름이 느려진 상황을 뜻한다. 혈액 내 노폐물이 많아진 경우는 콜레스테롤이나 요산 등의 수치가 높아진 결과 염증 수치의 상승으로 이어지기도 한다. 혈액의 흐름이 느려진 상황은 심장 박동이 정상보다 느려진 경우를 예로 들 수 있다. 심장에서 피를 내보내는 출력이 떨어진 상황이라 볼 수 있겠다.

어혈은 외부 타박으로 생기기도 한다. 이런 경우는 어혈이 국소적으로 발생한 상황이므로 굳이 피를 뽑지 않아도 시간이 지나면 자연스레 흡수된다. 허리, 무릎, 어깨의 만성적인 근육통에 대해서도 사혈은 원인에 대한 해결법이 아니다. 어혈이라는 결과물에 대한 임시

방편일 뿐이다.

따라서 어혈은 혈액을 맑게 하고 느려진 혈류속도를 늘리는 방법으로 해결해야 한다. 이럴 때 어혈 제거가 필요한 것이다. 어혈의 체내 제거가 필요한 예로는 만성적인 근육통, 심장질환의 예방 및 치료, 여성의 생식기 질환 등이다.

어혈이 심장을 둘러싼 관상동맥에 쌓이면 협심증, 부정맥, 심근경색을 유발할 수 있으므로 심장병 치료엔 반드시 어혈 제거 약재가 필요하다.

가임기 여성에겐 어혈로 인한 생리통과 자궁 내 양성 종양을 유발할 수 있다. 이는 생리주기를 벗어난 통증과 출혈량 과다를 일으킬 수 있다.

딸꾹질과 트림
자주 할 때

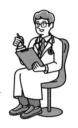

딸꾹질 빨리 멈추는 법.

회식 자리에서 갑자기 딸꾹질이 나면 난감하다. 오이고추라고 생각하고 먹었더니 청양고추였고 혀가 화끈거리고 난 후 딸꾹질이 난다. 위기에서 빨리 벗어나는 방법은 다음 소개하는 혈 자리를 지압하는 방법이다.

'음릉천陰陵泉'

아래 다리 정강이뼈 안쪽 경계에서 무릎 방향으로 올라가다 보면 뼈에 걸려 더 이상 올라갈 수 없는 움푹 패인 자리인데 여기를 검지로 반복해서 꾹꾹 누르기만 하면 된다. 빠르면 5분안에 딸꾹질이 멈춘다.

딸꾹질과 트림이 자주 나타나 생활에 불편을 주는 상황이라면 위를 따뜻하게 만들어 기의 흐름을 좋게 만들고 너무 차갑고 매운 음식을 절제하는 식습관 교정이 필요하다. 도움이 되는 3가지 약재를 소개한다.

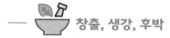 창출, 생강, 후박

창출은 수기水氣의 정체를 해소한다. **생강**은 속이 차서 소화가 부진한 경우 트림과 딸꾹질을 줄이고 **후박**은 아랫배를 따뜻하게 하여 음식 분해물이 장에 정체되는 것을 막는다.

딸꾹질과 트림의 공통점은 배에서 올라온 기가 거꾸로 올라오는 양상이란 점이다. 딸꾹질은 횡격막의 간대성 경련이라고 정의하는데 횡격막은 가슴부위와 복부를 가르는 경계다.

아시다시피 가슴부위엔 심장과 폐라는 순환에 관련된 장기가 위치하고 소화관 중에는 식도가 지나간다. 복부엔 위, 간, 췌장, 소장, 대장, 방광 등이 위치하고 소화기관과 비뇨기관이 위치한다.

딸꾹질과 트림은 우리 몸의 장기 중 위와 관련하여 나타나는 증상이다. 음식물을 저장하고 부드러운 형태로 바꿔주는 역할을 하는 게 위의 역할이다.

딸꾹질과 트림을 자주 하는 원인을 위와 관련지어 설명하겠다.

먼저, 위기胃氣가 부족한 경우다. 위기가 부족하면 위에서 다음 장기인 소장으로 연결되는 기의 흐름이 원활치 않게 된다. 기의 흐름이 원활치 않으면 담이 잘 생성하는데 담이 가슴에 몰리면 딸꾹질과 트림을 하기 쉽다. 담이 가슴에 몰리면 가슴이 화가 쌓이고 가슴이 답답하고 번열煩熱이 차오르는 느낌이 들기도 한다. 매운 고추를 먹고 딸꾹질을 하는 것도 가슴에 담과 화가 쌓이는 상황이다.

위에 음식이 정체하면 당연히 트림과 딸꾹질이 나온다. 음식물의 분해가 온전치 않은 상태라면 트림에서 냄새가 날 것이고 분해는 되었는데 정체된 상황이라면 냄새는 나지 않는다.

위가 허하면서 냉한 경우, 쉽게 말해 속이 차가운 경우 수기水氣가 정체되는 것도 원인이 될 수 있다. 이런 경우 기초적인 소화력이 저하되어 식사를 양껏 못하는 상태가 된다. 여름날 차가운 맥주를 급하게 마시다 딸꾹질이 나는 것도 여기에 해당한다.

한의사에게 보약은
환자가 나아졌다는 말 한마디

"원장님은 더 젊어지셨네요."

이런 말은 대개 오랜만에 만나는 사람들의 인사말이다.

"맨날 좋은 것만 드시나 봐요."

이런 말로 이어지면 진심이다. 실제로 주변 한의사 선배들이나 한의대 교수님들을 보면 또래보다 젊어 보이는 경우가 많다. 환자의 우스갯소리처럼 몸에 좋은(정확히는 자신의 체질과 증상에 맞는) 한약을 주기적으로 챙겨 먹는다. 한약재가 첨가된 건강증진용 식품이 아니라 스스로 좋은 약재를 배합하여 자신만의 처방을 만들어 복용하는 셈이다. 모든 한약의 공통적인 원리는 기혈순환의 개선이다. 순환이 좋아지면 드러나지 않는 몸 구석은 물론 얼굴의 혈색이 밝아지는데 오랜만에 보는 사람으로선 상대의 얼굴이 좋아 보일 수밖에 없다.

"아직 고우세요."

젊은 사람이 연세가 많은 할머니에게 흔히 건네는 인사말이다. 나이가 들어 주름이 생기는 건 막을 수 없으나 피부의 혈색과 부드러움은 크지 않은 노력으로 유지할 수 있다. 꾸준한 피부관리로 외적인 상태를 유지하고 한약으로 내적으로 피부 순환을 개선하는 방법이 바로 그것이다.

한의원에서 진료하다 보면 별의별 사람들을 다 만난다. 누가 봐도 술이 얼큰하게 취해 와서는 침을 놔달라고 요구한다. 술을 마신 후면 기가 문란해지므로 침을 놔드릴 수 없다고 말해도 "난 바른 생활만 해. 누가 문란하다 그래?"라고 대기실에서 고래고래 소리 지르는 사람도 있다.

한약값을 떼어먹는 사람도 있다. 물론 개원한 지 몇 년 안 되었을 때 일이다.

"오늘 카드도 없고 현금도 얼마 안 가져왔으니 원장님이 자상하게 잘 설명해주셨고 서로 믿고 내일 오후에 계좌 이체할 테니 계좌번호 알려주세요."

다음 날 아침 정성껏 약을 달여 오후에 택배사로 넘겼다. 오후에 한약 비용은 입금되지 않았다. 한약을 받고 주려나 보다, 라고 생각하고 다음 날을 맞이했다. 여전히 입금되지 않기에 간호사더러 전화해보라고 했더니 전화를 계속 받지 않는다고 말했다. 나중엔 전화기가 꺼져 있다는 음성 안내만 나온다고 말했다. 전화를 안 받으니 그냥 입금 부탁드린다는 문자 메시지만 남겼다. 그 후로도 여러 번 연락을 시도했으나 헛수고였다. 주변에서 개원한 다른 한의사와 점심 식사하면서 이런 얘기를 했더니 자기도 그런 경험이 있다면서 경찰서에 신고했더니 연락와서 받았다고 했다. 그날 오후 나도 경찰에 신고할까 고민하던 중 약값을 떼먹은 환자로부터 연락이 왔다.

"제가 다른 사람한테 돈을 빌려주었는데 며칠 전 일부를 받기로 했는데 못 받았습니다. 며칠 내로 수금되면 반드시 입금해드리겠습니다. 죄송합니다."

다시 한번 속았다. 기다렸지만 무소식이었다. 너무 여기에만 몰두하고 있으면 다른 환자 진료에 차질이 있을 거 같아 그냥 잊기로 했다. 처음 본 환자에겐 약값을 받지 않으면 한약을 지어 주지 않기로 맹세하면서.

퇴근 무렵 치료받은 지 10개월이 지난 환자에게서 이메일이 왔다. 여름에 미국에서 입국하여 역류성식도염을 치료받은 교포분이 다시 미국으로 돌아간 후 보낸 메일이었다.

"안녕하세요. 원장님. 기쁜 소식 전할게요. 얼마 전 받은 내시경 검사에서 식도 괄약근이 정상으로 돌아왔대요. 염증도 하나 없고요. 감사합니다."

메시지를 확인하자마자 약값을 떼인 억울함이 눈 녹듯 사라졌다. 탁한 마음을 비우고 나니 정신이 맑아졌다.

과민성 대장에서
벗어나고 싶다면

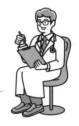

'강하고 지속적인 스트레스'

과민성 대장 증상을 만든 가장 큰 이유다. 이런 자극이 사라지면 당연히 증상도 나아진다. 취업 준비생의 미래에 대한 불안 역시 원하는 직장을 얻거나 마음을 비우고 눈높이를 낮추고 취업을 한다면 증상이 사라진다. 그런데 강하고 지속적 스트레스는 살아가면서 계속 나타난다. 그렇다면 나 자신을 바꿔야 한다. 완벽주의의 탈을 벗어 던져라.

과민성대장증후군이 있다면 다음의 3가지 약재를 차로 끓여 드시면 좋다.

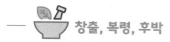 **창출, 복령, 후박**

창출과 **복령**은 몸 안에 정체된 습을 제거하는 데 도움이 되고 **복령**은 심기心氣를 안정시켜 긴장을 해소하는 데 도움을 준다. **후박**은 하복부 팽만을 해소하는 작용을 한다.

젊은 환자들에게서 많이 볼 수 있는 질환 중 하나가 과민성대장증후군이다. 장운동이 과민하여 증상이 나타나게 되는데 장엔 어떤 구조적인 문제가 없는 상황이다. 따라서 특정 검사를 통해 과민성대장증후군을 진단하지는 못한다. 증상들이 반복적으로 나타나는 것을 토대로 진단을 하게 된다.

먼저 복통이 자주 나타나거나 복부 불편감이 나타나게 된다. 그리고는 변비나 설사 등의 증상이 나타나게 된다. 변비보다는 묽은 변을 자주 보는 증상으로 힘든 분들이 많고 하루에도 화장실을 4~5회 이상 가기도 한다. 복통, 변비, 설사 외에도 두통, 불안, 초조, 우울감이 같이 동반될 수 있다.

과민성대장증후군은 원인이 정확히 알려진 바가 없는데 면역력이 떨어지고 알 수 없는 염증이 반복된다든지 아니면 정신적 피로가 누적된 것이 가장 흔히 볼 수 있는 원인이다.

정신적 피로가 가중되어 증상이 나타나므로 스트레스가 많은 직장인, 수험생이나 취업 준비생에게서 증상이 많이 나타나는 편이다.

일상생활에선 기름이 많은 음식과 차가운 과일 그리고 매운 음식을 피하고 산책을 자주 하시는 것이 증상이 더 나빠지는 것을 막는 데 도움이 된다. 사과 포도 배 같은 과일은 드시지 않는 게 좋다. 반면 매실은 설사를 멈추는 데 도움을 준다. 기름이 많은 곱창과 대창은 금하는 것이 좋다.

왼쪽 옆구리 통증 복부팽만과
다리 저림도 있으시다면

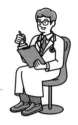

"발바닥이 화끈거려요."

아침에 눈을 뜨고 자리에서 일어나 방바닥에 발뒤꿈치를 대는 순간 발바닥이 화끈거리는 증상을 경험한 적이 있을 것이다. 족저근 막염의 증상인데 심하면 종아리를 타고 무릎 부근까지 저림증이 이어 지기도 한다. 젊은 여성들이 높은 구두를 신고 오래 서 있는 경우 퇴근 후 발의 피로가 누적되면 족저근막염이 잘 생긴다. 경기 내내 뛰어다 니는 어린 축구 선수들에게도 증상이 나타나는데 아마도 경기력이 무 르익지 않은 게 이유가 아닐까. 족저근막염이 있다면 퇴근 후 발바닥 에 냉찜질이 도움이 된다. 발바닥의 염증을 차가운 자극으로 식혀 줄 필요가 있다.

지궁산枳芎散이라는 처방을 소개한다. 원래 왼쪽 옆구리가 쑤시고 아플 때 사용하는 처방이다. 지실(탱자나무 열매), 천궁, 감초로 구성되어 있다.

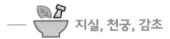 **지실, 천궁, 감초** ────────────

지실은 기의 정체를 해소하여 통증을 줄이고 **천궁**은 피의 흐름을 좋게하고 정서적 우울을 해소한다. **감초**는 근육의 이완에 도움을 준다.

물건을 들다가 삐끗하면 옆구리에 담이 결리고 뻐근한 증상이 나타날 수 있다. 옆구리 통증이 나타나면 주로 좌우로 트는 동작에 관여하는 옆구리 근육이 경직되어 움직이기 힘들다. 가동 가능한 각도 이상으로 옆구리를 틀면 심한 통증이 찾아오기 때문이다.

근육통의 경우 자세나 나쁘거나 무거운 짐을 옮겼을 때, 잘못된 자세로 잠을 잔 이후 나타나나 어르신들의 경우엔 근력의 힘이 너무 떨어져 통증이 나타나기도 한다. 마르신 체형이라면 옆구리 통증이 상당히 오래 지속된다.

일반적인 옆구리 통증은 왼쪽 오른쪽 부위에 큰 의미를 둘 필요가 없다. 시간이 지나면서 자연스럽게 호전되기도 하고 침이나 물리치료로 금방 낫기 때문이다.

하지만 왼쪽 옆구리 통증이라고 부위를 특정하고 근육통에 대한 치료를 지속했음에도 차도가 없고 증상이 반복적으로 나타나는 경우는 옆구리 통증의 원인도 단순 근육통이 아니고 차후에 다른 증상과 복잡하게 이어지기도 한다.

왼쪽 옆구리 통증은 우선 위라는 장기의 위치부터 생각해 볼 필요가 있다. 위는 상복부에서 약간 좌측으로 치우쳐 있는데 위 속 음식물이 오래 머물러 위가 팽만한 경우 왼쪽 옆구리가 그득하고 아픈 증상이 나타날 수 있다. 위 팽만감은 상복부 팽만감으로 이어지고 명치 아래 통증으로도 이어진다.

위장의 전반적인 운동 감소가 주요 원인인데 위장에 정체된 음식물의 양이 늘어남을 의미하고 이는 음식물의 분해 속도 역시 떨어지므로 체내 노폐물을 증가시킨다. 이렇게 쌓인 노폐물은 처음엔 말랑말랑하고 끈적거리는 가래와 같은 모양을 나타내는데 이를 담음이라 부른다. 담음은 자기들끼리 달라붙어 굳어진 형태로 바뀌는 데 이를 담적이 된다.

담적이 쌓이면 몸에 알 수 없는 근육통이 나타난다. 근육통은 근육의 뭉침으로부터 유발되는데 근육 뭉침은 주변의 신경과 혈관을 압박한다. 그러면 해당 부위 혹은 신경이 지나가는 부위로 저림증이 발생한다.

몸 여기저기 근육이 뭉친 부위가 늘어나면 저린 부위도 늘어난다. 왼쪽 옆구리 통증이 있을 때 같은 다리가 저릴 수 있는데 이는 복부는 물론 허리와 엉덩이 골반 부위가 뭉치면서 주변을 지나는 신경을 눌러 유발된 것이다.

남성 활력
개선

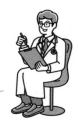

구구단의 법칙.

한의대 재학 시절 수업 시간에 어떤 교수님께서 인체의 근원 물질인 정精을 아끼고 보존해야 한다는 의미에서 나이별 성관계 회수에 대해 알려주셨다. 지나친 성관계는 인체의 원기를 손상할 수 있는데 이에 대한 적정 회수를 구구단을 이용해 풀어가는 방법이다. 20대는 2×9=18 앞에 있는 1에 0을 붙여 10일에 8번도 괜찮고, 30대는 3×9=27 즉 20일에 7회, 40대는 4×9=36, 30일에 6회가 가능하고 50대는 5×9=45, 40일에 5회, 60대는 6×9=54, 50일에 4회의 관계가 적절하다는 것이다.

단전의 양기를 보강하여 성 기능을 개선하는 데 도움을 주는 3

가지 약재를 소개한다.

음양곽(삼지구엽초), **원지, 산수유**

음양곽은 예로부터 남성의 양기를 보강하기 위해 술로도 담가 먹을 정도로 효능이 좋다. **원지**는 성 기능 저하의 심인성 문제를 해결하는 데 좋고 **산수유**는 몸의 정기가 외부로 누출되지 않도록 잡아준다.

예전엔 정력제라는 말을 사용했는데 요즘은 남성 활력 개선제라는 말을 사용하는 것 같다. 정력제라는 말은 아무래도 성 기능에만 국한된 표현이다. 하지만 남성 활력 개선제라는 표현은 성 기능뿐 아니라 인체의 기력과 에너지가 저하된 상태를 개선하는 나아가 몸 전체의 기능적 향상을 위한 것이라는 의미가 강하다.

남성들의 활력이 떨어지는 시기는 아무래도 중년일 것이다. 40대 후반에서 60대 중반에 해당하고 아침에 일어나기 힘들고 점심 식후 책상이나 침대에서 짧은 시간의 취침을 하지 않으면 오후 내내 피로하고 집중력이 떨어진다. 낮 동안의 짧은 취침이 허락되지 않는 환경에서 일한다면 커피에 의존할 수밖에 없다.

활력이 떨어지는 증상은 요즘엔 30대 중후반이나 40대 초반에도 나타난다. 갱년기가 아니어도 활력이 떨어지는 건 아직은 젊은 나이를 믿고 몸을 혹사하기 때문이다. 술자리가 많아 음주를 자주 하거나 늦게까지 업무를 하는 경우다. 열심히 일한 만큼 사회적 성취도는 높아졌겠으나 미래에 사용할 에너지를 미리 끌어다 사용한 것이다. 결국 미래의 나에게 갚아야 할 '빚 에너지'라 볼 수 있다.

활력저하는 육체 피로로 이어지는데 심장의 박출력을 떨어뜨린다. 그 전에 단전 아래 양기가 저하되고 심장의 박출력 저하는 혈류량의 저하로 이어지고 음경에 혈류가 제대로 공급되지 않아 성 기능이 떨어진다. 발기력 자체 약화, 지속시간 저하가 나타나는데 발기력은 동맥 순환 저하의 결과이고 지속시간 약화는 정맥 순환 저하의 문제라 볼 수 있다.

결국 순환의 문제로 귀결되는데 순환이 시작되는 기본 축은 단전의 양기에서 시작한다. 단전의 양기가 충만하면 거기서 바로 성 기능 개선으로 이어질 것 같지만 실상은 심장의 기능적 강화가 나타나고 심장에서 충만한 혈액을 음경으로 보냈을 때 성 기능 개선이 이루어지는 과정이다.

어지러워 서 있거나
걷기가 힘들 때

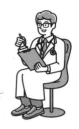

"엄마가 자꾸 어지럽다고 하셔요."

부모님이 나이가 들어가면서 어지럼증을 고치기 위해 방문하는 딸, 아들들이 있다. 예전엔 딸들의 방문이 상대적으로 많았는데 요즘은 거의 반반인 거 같다. 효도에 아들딸이 어디 있겠는가. 치료를 위해 한약을 처방하고 약값을 결재하는데 종종 목소리가 커진다. 자식들의 만류에도 불구하고 자신이 먹을 약이니 본인이 직접 결재하시겠다는 것이다. 자식에게 부담 주기 싫은 부모 마음은 예나 지금이나 마찬가지인 것 같다.

혈관의 탄력도와 혈액 내 노폐물의 제거 그리고 이를 아우르는 전반적인 순환 기능을 개선하면 심한 어지럼증을 치료할 수 있다. 여기에 부합하는 3가지 약재를 소개합니다.

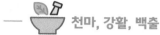 **천마, 강활, 백출**

천마와 **강활**은 머리로 혈류량을 늘려 어지럼증을 해소하고 **백출**은 몸의 노폐물을 제거하여 머리를 맑게 한다.

어지럼증을 한자어로 표기하면 현훈眩暈이라고 한다. 어지럼증이 심하면 똑바로 오래 서 있기가 힘들다. 바른 자세로 오래 서 있으려면 주변에 손으로 잡을만한 지지대가 있어야 안정감을 느끼게 된다.

길을 걸어도 걸음걸이가 똑바르지 않을 수 있다. 음주 측정 시 운전자에게 똑바로 걸으라 했을 때 삐뚤삐뚤 걷는 것처럼 말이다.

어지럼증이 심한 상황이라면 주변 사물이 회전하는 느낌이 든다. 서 있거나 앉아 있거나 심지어 누워있어도 증상이 나타날 수 있다.

이러한 증상이 나타나는 이유는 크게 세 가지다. 혈압상승, 저혈압(빈혈), 담음(담적)이다.

혈압이 높으면 혈관이 수축하여 혈액이 빠른 속도로 이동할 것 같은 생각이 든다. 하지만 혈압이 높아진 이유는 혈관 벽의 염증이 증가하여 두터워지고 탄력이 줄어들어 혈관이 잘 늘어나지 않기 때문이다. 혈액량이 일시적으로 늘어나면 이에 대처하지 못하고 혈압상승으로 이어지는 것이다.

높아진 혈관의 압력을 우리 몸 스스로 대처하기 위해 혈류량을 줄어들게 만드는데 그러면 좁아진 혈관 속을 적은 양의 혈액이 시냇물처럼 졸졸 흘러가는 상황이 된다. 그리하여 머리로 공급되는 피의 양이 줄어들기 때문에 어지럼증이 나타나고 몸의 움직임에 따라 증상이 심해지는 결과를 초래한다.

저혈압과 빈혈로 인한 어지럼증 역시 결과만 놓고 보자면 고혈압이 원인일 때와 같다. 차이라면 저혈압에선 혈관 탄력에 영향을 미치지 않을 정도로 혈류량이 적다는 것이다. 그러면 머리에 공급된 혈액의 양이 적어 어지럼증을 유발한다.

담음과 담적은 증상의 강도에 따라 구분된다. 소화력이 약하고 순환이 안 되어 생긴 노폐물이 담이다. 담은 말랑말랑하면서 끈적한 형태다. 이것이 쌓이고 굳어져 담적이 되는 것인데, 만성 위장질환을 앓고 있는 경우 담적이 쌓여 몸 여기저기 근육이 잘 뭉친다.

담음과 담적으로 인한 어지럼증은 소화불량이 함께 나타나는 경우가 많고 속이 울렁거리거나 구역감이 동반되기도 한다. 그러면 차멀미도 자주 나타난다.

편도선이
잘 부으면

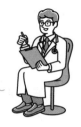

편도가 붓고 염증이 심한 경우 소상少商이라는 경혈점에서 사혈하는 것이 좋다. 위치는 엄지손톱 뿌리의 안쪽 모서리 부근이다. 피를 내는 게 두려우시면 다른 손 손톱으로 눌러주셔도 좋다. 왼손 오른손 차이는 없다.

편도선이 잘 부을 때 도움이 되는 3가지 약재를 소개한다.

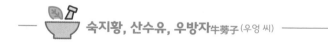

숙지황, 산수유, 우방자牛蒡子 (우엉 씨)

숙지황은 몸의 진액을 보강하고 **산수유**는 기존의 진액의 외부 유출을 막고 **우방자**는 목의 염증을 해소하여 붓기를 줄여준다.

편도가 부으면 목 안에 뻘겋게 붓고 물을 넘기기도 힘든 증상이 나타나기도 한다. 급성 편도염은 바이러스성도 있으나 세균성 감염이 주요 원인이 경우가 많고 38도 이상의 고열이 수반되는 경우 항생제의 도움을 받아야 한다. 염증이 심한 경우 혀의 뿌리까지 붓기도 하는데 그러면 인 후두로 이어지는 목의 입구가 꽉 막히는 증상이 나타난다. 세균은 우리 몸 자체의 면역력의 정도에 따라 세력을 유지하는 것이기 때문에 강한 체질인 경우엔 편도염을 앓는 기간이 짧고 허약한 체질이라면 병이 오래갈 수 있다. 그러면 열도 잘 안 떨어지고 목의 붓기도 잘 안 빠진다. 편도염은 나았다가도 금방 재발하기도 하는데 역시 면역력의 저하나 원인균의 잠재적인 존재가 주요 원인이다.

편도염으로 목이 붓는 증상은 염증으로 인한 화火의 정체다. 우리 인체에는 이런 화를 제어하는 물, 즉 진액이 존재하는데 진액이 부족하여 원기가 부족한 경우엔 제어되지 않은 화가 목까지 치밀어 올라 염증을 더욱 심하게 만들어 목구멍이 날로 좁아지게 된다.

따라서 이런 경우엔 몸의 진액을 보충해주는 약재를 처방하여 몸의 아래 방향으로 이끌어 보강하는 방법을 사용하는데 몸 아래에서 충분한 진액이 화가 지나치게 왕성해지는 상황을 막으면 염증이 해소되어 목구멍이 원상태로 돌아온다.

말만 들어도
무서운 혈전

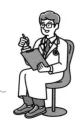

'루틴rutin 성분을 활용한 안전한 다이어트.'

매년 반복되는 일이지만 겨울이 지나고 날이 따뜻해지기 시작하면 그동안 불어난 체중을 줄이기 위한 고투가 시작된다. 손쉽게 빼기 위해 식욕억제 성분을 우울증과 자살 충동을 유발하거나 가슴이 두근거리고 소변이 잘 나오지 않는 반응이 나타나면 다이어트를 지속하기 힘들다. 이럴 때 섭취하면 좋은 성분이 루틴이다. 루틴은 뽕잎에 다량 함유되어 있으므로 차로 끓여 상시 복용해도 좋다.

혈전 예방에 도움이 되는 3가지 약재를 안내한다.

지골피, 상엽(뽕잎), 홍화씨

지골피는 혈중 콜레스테롤 수치를 낮추고 **상엽**은 혈액을 맑게 하고 **홍화 씨**는 이미 생성된 어혈을 제거한다.

혈전은 혈액 속 응고된 덩어리를 뜻한다. 혈액 속 노폐물이 많아지거나 부정맥으로 혈류의 흐름이 불규칙한 경우엔 혈전이 유발되기 쉽다.

뇌혈관에 혈전이 유발된다면 해당 뇌 부위의 작용에 장애가 발생하여 말이 어눌해지거나 팔다리에 힘이 빠지거나 마비감이 나타날 수 있다. 조금만 걸어도 다리가 아파 걷기 힘든 증상도 혈전의 증상이다.

혈전은 한의학에서는 어혈瘀血이라는 용어로 치환할 수 있다. 어혈은 돌아다니는 특성을 가진 담음痰飮(인체의 순환이 안 되고 소화력이 떨어지면 생기는 노폐물)과는 달리 국소적이며 고정적인 특징을 가지고 있다. 따라서 어혈이 발생한 해당 부위에 순환이 떨어져 나타나는 통증, 저림증 기타 감각 이상이 나타날 수 있다는 점에서 어혈은 혈전과 유사한 성질을 지닌다.

혈전을 예방하려면 평소 어혈이 잘 생기지 않는 생활 및 식습관을 가지면 좋다. 과도하게 섭취하면 혈액 속 노폐물이 되어 나중에 점도를 높일 수 있는 건 아무래도 기름진 음식일 것이다. 육류는 굽기보다는 삶은 수육, 보쌈, 고깃국의 형태로 섭취하시면 좋다.

당이 많이 함유된 음식 역시 절제할 필요가 있다. 이는 당뇨 예방과도 관련이 있는데, 당뇨 환자가 당뇨병을 앓은 기간이 길어지면 (혈당이 높은 상태가 오래 유지되면) 얻게 되는 합병증들이 대부분 순환장애와 관련이 많다. 신경학적 혹은 혈액순환 장애로 염증이 자주 발생하고 심하면 세포 괴사로 이어지는 것이다. 단 걸 많이 먹어도 충분한 양의 인슐린이 이를 해결한다면 상관이 없지만 분비된 인슐린이 감당할 수준이 아니라면 그대로 혈전이 될 수 있다. 식사 때마다 신선한 채소 섭취를 생활화하고 평소 가까운 거리는 자주 걷는 것이 좋다.

전유성의 휴게소

'도리도리 짝짝궁'의 뜻을 아세요?

도리는 일본어로 새鳥죠. 어린아이가 새처럼 머리를 좌우로 돌리니까 일본말이라는 설이 있어서 막연하게 그런가 하고 지냈는데, 청도에 살 때 노래하는 김도향 선배가 오셔서 해주신 얘기가 너무 맞는 거 같아서 여기 기록해두려 하나니 믿을 사람은 믿고 안 믿는다고 벌금 낼 일 없으니 궁금하면 다음 진도를 따라 오시라.

'도리도리 짝짝궁 곤지곤지 잼잼'을 우리 조상들은 오래전부터 아가들에게 가르쳤다. 이거 안 해보고 자란 한국 사람들은 없을 꺼다. 짝짝궁에서의 궁자는 한자로 弓인데 弓자 두 개를 짝을 맞추면 태극 모양이란다, 다시 말해 '태극의 도리를 알라'는 뜻이란다. 원래는 '곤지'가 아니고 '건지'인데 '건곤감리'할 때 건은 하늘이고 지는 땅이다. 잼잼은

'주먹을 폈다 접었다' 하는 동작이다. 즉

'도리도리 짝작궁'='태극의 도리를 알면'

'건지건지 잼잼'='하늘과 땅을 니 손안에서 주물럭 주물럭 할 수 있다'

는 이야기다.

그래서 궁을 깨우치라는 말로 '깍꿍'이라고 아이들에게 해왔다는 거다. 우리 모두 각궁覺弓해서 '궁을 깨우쳐 하늘과 땅이 우리 손에 있다'는 걸 알아야 하겠다. 아침에 만나면 이제 얼굴을 바라보면서 "깍꿍"으로 인사를 대신해보자. 깍꿍!

단순 근육통인 줄
알았는데

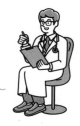

운동량을 늘리면 체력이 좋아질까?

반은 맞고 반은 틀리다. 운동을 많이 하면 근력은 강화할 수 있으나 자신의 기력에 맞추어야 한다. 기운은 없는데 두 시간씩 걸으면 운동을 마치고 녹초가 된다. 과도한 운동이 그마저도 남아있는 기력을 쇠하게 만든다. 그러면 피로가 절대로 풀리지 않는다. 평소 피로를 자주 느낀다면 우선 20분 걷기를 시도해본다. 걷고 난 후 몸에 무리가 가지 않음을 확인하면 다음부터 운동시간을 10분 단위로 늘려나가라.

우선 근육통 개선에 좋은 목유산木萸散을 소개한다.

목과(모과나무 과실) **오수유**(운향과 오수유 덜 익은 과실을 건조한 것) —
소금(작은 티스푼 한 숟갈)

모과는 근육을 풀어주는 효과가 있고 **오수유**는 위장을 따뜻하게
하여 소화력을 높입니다. **소금**은 여름에 땀을 많이 흘리는 경우는 좀
더 넣을 수 있습니다.

우리 몸의 증상들은 하나의 사소한 증상이 확산하여 다른 증상
으로 퍼져나가는 일이 허다하다. 옆구리가 아픈 원인은 대개 바르지
않은 자세에서 아이를 앉거나 물건을 들고 허리를 돌려 옆자리로 옮
기는 경우가 많다. 골프나 테니스에서 공을 치면서 몸통을 회전하는
과정에서도 옆구리 통증이 나타날 수 있다.

단순 근육통이라면 냉찜질이나 파스를 붙이는 정도의 노력과
휴식만으로도 금세 나아질 수 있다.

하지만 근육통이 소화력 약화와 이어지는 경우 팔다리의 힘이
빠지는 증상으로 발전하기도 한다. 병원 검사상 특별한 이상이 발견
되지 않고 힘이 없다는 이유로 수액 주사를 맞아봐도 뚜렷한 효과를
경험하지 못한다.

근육은 간肝이 주관한다. 근육통이 소화력 약화로 이어지는 건
위胃에 화가 많아진 상황이다. 원래는 간의 기운이 위화胃火를 제어하
는 것이 정상적인 상황인데 간의 기운이 약하면 위화가 넘쳐나게 된

다. 위화는 위 운동기능 저하로 위 속 분해되지 않은 음식물이 정체된 곳에서 발생하거나 위 점막 염증의 결과 발생한다.

화는 몸을 마르게 한다. 위화가 제어되지 않으면 팔다리의 근육이 야위게 된다. 근육이 잘 뭉치게 되는데 어깨 근육이 뭉치면 팔을 제대로 움직이거나 물건을 드는 동작에 어려움을 겪게 된다. 엉덩이와 골반 근육이 뭉치면 허벅지 측면의 근육과 종아리 근육이 잘 뭉치는데 뭉친 근육은 해당 부위의 혈액순환을 방해하고 근력을 떨어뜨려 근육이 담당하는 운동기능에 제한이 올 수 있다.

이런 상황에선 겉으로는 아무 문제도 없는 것처럼 보이지만 정작 본인은 집안에서도 거동이 불편한 상황을 맞이하기도 한다. 심한 환자 중에는 화장실을 갈 때도 엉금엉금 기어간다는 분도 계신다.

위화만 제어하면 모든 증상이 해결될 것처럼 보인다. 위의 화를 끄는 제는 대나무 잎을 끓여 드시는 것도 도움이 되지만 병이 오래되어 즉, 위화가 인체의 기혈마저 소모한 상황이라면 단순히 열만 제어하는 방법으로는 치료가 안 된다. 기혈을 보강하는 방법을 병행해야 하는데 이는 약해진 근력을 키우는 데도 도움이 된다.

그러면 간의 기능 역시 회복하는데 이때 주의할 점은 마음을 느긋하게 품을 필요가 있다. 물론 소화력도 떨어지고 날이 갈수록 팔다리의 힘이 빠지는 상황이라면 조급하지 않을 수 없다. 하지만 조급함은 몸이 회복되는 속도를 지체시킨다. 지금 당장은 움직임에 지장이 많지만 우선 소화력이라도 천천히 회복해보자고 자신을 다독이고 격

려해야 한다. 소화력이 개선되면 섭취한 음식물에서 특히 양질의 단
백질을 섭취하여 근력이 나아지는 데 도움을 주기 때문이다.

오십견과
어깨통증

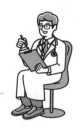

"저는 오십 대도 아닌데 오십견이 왔어요."

이렇게 농담 삼아 물어보시는 환자분들을 종종 본다. 웃으면서 말씀하시나 마음속에선 절대 웃을 수 없다. 왜냐하면 통증이 심하기 때문이다. 밤에 똑바로 주무시다가도 아픈 어깨가 바닥에 닿으면 뭔가 찌릿하면서도 묵직한 통증이 찾아온다. 그야말로 통증 때문에 잠에서 깨게 된다. 사람마다 팔이 올라가는 정도는 다르지만 팔을 올리면 주로 어깨 앞부분에 강렬한 통증이 나타나는 부위가 있다. 여기를 꾸준히 지압봉으로 풀어주면 팔이 움직이는 가동성이 좋아진다.

어깨 통증에 도움이 되는 3가지 약재를 소개한다.

당귀, 백작약, 강활

당귀는 혈액의 흐름을 개선하여 관절을 윤활하게 하고 **백작약**과 **강활**은 통증을 줄여준다.

오십견에 오십五+이라는 연령대를 암시하는 숫자가 붙은 이유는 아무래도 발병 연령대가 중장년이기 때문이다. 저 또한 30대 혹은 그보다 젊은 층에서 오십견을 이유로 방문하는 경우는 보지 못했다. 그만큼 그 나이대는 흔하지 않은 질환이다.

40대로 넘어가면 오십견 환자들이 늘어나기 시작한다. 아직 50살이 되지 않았음에도 말이다. 나이가 들면서 오십견이 유발되는 이유는 다른 만성 질환이 발생하는 이유와 다르지 않다. 그만큼 많이 사용한 탓이다. 자동차로 비유하자면 연식이 오래되어 고칠 부분이 많아진 것이다.

어깨 관절은 움직이는 펜홀더 타입의 구조와 같은 형태다. 이를 볼 앤드 소켓ball and socket 구조인데 다른 관절과 달리 인대만으로 지지하여 360도 회전이 가능할 정도로 유동성이 장점이지만 반대로 비교적 약한 지지구조로 인해 관절의 안정성이 떨어지는 단점이 있다.

이런 문제로 팔을 움직이는 각도가 줄어들게 된다. 오십견 환자에게 우선 팔을 옆으로 올리는 동작을 시켰을 때 어깨높이만큼 올리는 분들이 다수이고 조금 더 상황이 나은 분들은 5도에서 10도 정도

팔을 더 올린다. 팔을 앞으로 들어 올리라고 하면 정상인 분은 팔이 귀 옆으로 붙인다. 하지만 오십견이 있으면 팔을 귀에 가까이 붙일 수 없다. 가장 안 되는 동작은 팔을 뒤로 젖히는 동작이다. 팔이 엉덩이나 골반 부분까지만 올라간다. 이런 상황에선 운전석이나 조수석에 앉은 채 뒷좌석에 있는 물건을 잡아 앞 좌석으로 이동시킬 수 없고 목욕 시 혼자 등을 미는 동작이 불가능하다.

오십견의 치료는 빨라야 2개월이다. 팔을 움직일 때 어깨 주변 근육과 인대에 제약이 걸리는 부분이 있는데 이런 부분을 일일이 풀어주는 데 시간이 걸리기 때문이다.

팔을 통증이 나타나는 범위까지 이동시킨 후 더 많이 뭉친 부분을 반대편 손가락으로 눌러 풀어주시고 날마다 샤워기를 통해 더운물로 해당 부위를 마사지하면 도움이 된다.

문익점이 될 뻔하다

예전 본과생이던 시절 이미 사회에서 활약하고 있는 선배 한의사들을 만날 기회가 많았다고 말했다. 본과 3학년 여름방학엔 월경주를 주셨던 선배님께서 중국 여행 경비를 대주시면서 교수님과 조교 선배와 기타 한의대 학생들과 함께 여행을 간 적이 있다. 주로 북경과 인근 지역 여행을 하였다. 한의학 전공자들의 여행이다 보니 만리 장성이나 이화원, 천안문 광장, 자금성 같은 유명한 관광지 외에는 주로 중약(중국에선 한약을 중약이라 부름) 연구소나 약초 식물원, 전통 약재 시장 등을 둘러보았다. 열흘 이상 이어진 일정에 지칠 만도 했으나 매 끼니 산해진미가 차려진 식사를 감당하느라 살이 불어나는 소리가 들리는 것 같았다. 마오타이라는 술을 처음 접했는데 당시 교수님과 친분이 있는 중국 고위직 관리께서 주셨다고 들었다. 식도가 타

들어가는 느낌이지만 술이 상당히 맑고 빨리 취하는 대신 빨리 깼던 기억이 난다. 여행 기간내내 술을 마셨어도 20대라 그런지 다음날 그다지 숙취가 없었다. 한의사 선배들과 교수님 역시 별로 피로한 기색이 없으셨다. 환자들이 늘 말하듯 좋은 걸 잘 챙겨 드셔서 그럴지도 모르겠다.

매일 오전 8시부터 일정이 시작되었다. 호텔에서 간단히 식사를 마치고 북경에서 1시간 정도 거리에 있는 약재 시장을 먼저 방문했다. 콜로세움처럼 큰 건물에 갖가지 약재를 파는 상점들이 즐비했다. 선배들 말로는 서울 동대문구 제기동에 있는 경동시장이 통째로 들어가 있는 규모라고 했다. 중국에 며칠 있으면 누구나 허풍을 떠는가 보다.

"저거 사. 무지하게 싸니까 많이들 사"

어젯밤 숙취에도 불구하고 피부에 광택이 감도는 교수님께서 내 옆을 지나가시면서 말씀하셨다. 중국 홍삼이었다. 역사상 조선 인삼을 최고로 여기지 않았던가. 하지만 중국도 인삼이 있고 쪄서 말린 홍삼 또한 상당한 수요가 있었다. 그때 얼마 안 되는 돈으로 커다란 비닐에 홍삼을 담아 왔던 기억이 난다. 그로부터 십 오 년이 흐른 후 비슷한 경험을 했다. 베트남 다낭에 있는 전통시장에서 제철 망고를 상당히 저렴한 가격으로 구매했다.

반소매 셔츠를 투과한 팔월의 뜨거운 햇살은 나올 생각이 없었다. 오후엔 그늘 하나 없는 약용 식물원 견학을 했다. 교수님을 따라 이

곳저곳을 살핀 나는 뜨거운 일정을 빨리 마무리하고 싶은 마음이 간절했다. 표정으로 보아 다른 일행도 마찬가지라고 생각했다.

"뭘 해. 어서 훑지 않고."

교수님의 목소리가 눈이 시린 햇살을 뚫고 날아왔다. 교수님은 뭐든지 확실한 분이셨다. 술을 마실 땐 언제나 잔을 비워야 했고 술을 못 하는 사람은 콜라도 남기면 안 되었다. 일단 술을 잘 마셔야 교수님의 신임을 얻을 수 있는데 술 마시고 구토하거나 주사를 부리면 바로 눈 밖에 났다. 한 번은 교수님께서 이탈리아에서 인삼에 대해 영어로 발표할 일이 있었는데 내가 몇 시간 만에 발표문을 영문 번역을 한 적이 있었다. 완벽한 영어는 아니었으나 영어보다 한자어에 능숙한 한의대에서 나름 인정받는 계기가 되었다. 교수님은 인정한 제자에게 맞선을 주선하기도 하셨는데 나에게도 그런 자리가 생길 뻔했는데 아직 졸업도 안 한 학생이라는 이유로 보류되었다. 물론 지금의 아내는 오랜 연애 끝에 결혼한 평범한 집의 딸이다. 대학원 선배가 눈치를 줘서 나는 급히 꽃을 훑으며 씨앗을 손바닥에 담았다. 무궁화 같은 꽃이었다. 식물원 주변을 둘러봐도 우리 일행 외에는 아무도 없었다. 교수님은 더는 말씀이 없으셨다. 훑은 씨앗은 휴지에 고이 싸서 자금성 기념품 가게에서 구매한 화보 책에 끼웠다. 나머지 여행 일정을 마무리하고 북경 공항을 통과하고 무사히 비행기에 탑승했다. 조마조마했다. 문익점의 마음이 이랬을까. 한국으로 돌아오고 며칠 후 씨앗을 대학원 선배에게 건넸다. 무사히 임무를 완수한 후 마음 한구석에 시원함이 자리 잡았다. 나중에 선배를 통해 들은 바로는 꽃씨를 배양하는 데는 실패했다고 들었다. 아마도 우리나라 풍토에 맞지 않았던 것 같다. 사실 국내에서 재배 중인 약용 식물 중 상당수가 외국에서 이런 식으로 유래되지 않았을까.

다리가
부어요

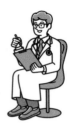

집에서 살림하는 것만큼 그 가치를 인정받지 못하는 일이 없다. 야근하지 않는 이상 직장인들이 하루 8시간 일을 하는데 주부들은 출퇴근 시간이 따로 없다. 가사 노동도 뭔가 보람되면 좋은데 쉽지 않다. 집에서 노동할 때 손목 관절이 아프기도 하나 다리가 붓고 아픈 증상을 느끼게 된다. 가사일 말고도 오래 서서 일하는 직업을 가진 분들 특히 신발 굽이 좀 높아야 하는 여성이라면 다리 붓는 증상이 심해진다. 이럴 때 지압을 하면 좋은 경혈점이 있다. 앞에서 딸꾹질을 빨리 멈추는 법에도 소개한 음릉천이라는 경혈점이다. 수시로 자주 눌러 주면 다리 순환에 도움이 된다.

혈액순환을 개선하고 심장의 기능을 키워주는 치료로 다리 붓는 증상은 좋아질 수 있다. 이럴 때 도움이 되는 3가지 약재를 소개한다.

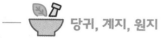 **당귀, 계지, 원지**

당귀와 **계지**는 혈액을 잘 돌리고 정체되는 것을 막고 **원지**는 심장을 강화하여 혈액을 충만하게 내보내는 역할을 한다.

다리가 붓는 증상은 혈액순환 문제와 심장 기능 저하가 원인으로 볼 수 있다. 콩팥에 이상이 원인일 수도 있는데 이는 소변의 이상과 크레아티닌, 사구체 여과율 등에 문제가 있는 경우다.

다리가 붓는 증상은 사람마다 표현 방법이 다른데 다리가 혹은 종아리가 터질 것 같다, 다리에 쥐가 잘 나고 경련이 일어난다, 다리를 위로 들어 올리기 힘들다 등을 호소한다.

다리가 많이 붓는 경우 코끼리 다리처럼 보일 때도 있다. 주로 정맥 순환이 안 될 때이다. 반드시 혈관이 파랗게 불거지지 않아도 순환이 안 되어 다리가 붓는다. 심장의 기능이 떨어진 경우는 심장에서 내보내는 혈액의 양이 너무 적으면 말초에 저류되는 일이 벌어진다. 심장에서 피를 잘 밀어줘야 멀리 있던 피가 다시 돌아올 수 있기 때문이다.

평소 너무 높은 구두를 신지 마시고 나트륨이 많은 국물 요리를 삼사하고 요가나 필라테스 같은 유산소운동을 꾸준히 하는 것이 좋다.

눈이 뻑뻑하고
간지러워요

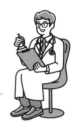

눈이 껄끄럽고 가렵고 충혈이 잘 되면 눈에 염증이 있다는 증거다. 눈 주변에는 미세한 혈관이 촘촘하게 분포하고 있다. 염증은 부종으로 이어지므로 눈엔 충혈이 눈두덩엔 부종이 나타난다. 이런 경우 눈을 자주 깜빡거려 눈물 분비를 늘리고 시간이 날 때마다 냉찜질하면 좋다.

눈에 좋은 하고초산夏枯草散을 추천한다.

 하고초(꿀풀의 전초) **향부자 감초**

하고초산은 **하고초**(꿀풀의 전초)와 **향부자, 감초**로 구성된다. 간이 책이나 티브이를 오래 보면 눈이 침침해질 때가 있다. 어두운 곳에서 스마트폰의 블루라이트에 많이 노출되어 눈 건강에 안 좋은 영향을 받기도 한다. 눈이 침침할 땐 뻑뻑하면서 간지러운 증상이 나타날 수 있다.

눈에 이물감이 들거나 간지러울 때도 있다. 여름철 흘린 땀이 눈이 들어가거나 휘날리는 꽃가루나 미세먼지가 눈에 들어가도 눈이 가려울 수 있다. 눈에 염증이 생기면 가렵고 뻑뻑할 수 있는데 이럴 땐 눈곱도 많이 끼게 된다.

눈이 뻑뻑하고 간지러운 원인은 간과 신에 있다. 간의 경락은 눈에 연결되어 있다. 신은 비뇨생식기를 포함한 장기로 인체의 원기를 주관하는 장기로 나이가 들거나 과로하면 기능이 떨어지는데, 여기가 약해지면 몸 전체의 기능도 전반적으로 약해진다.

간은 허하고 실한 것 모두 원인이 될 수 있고 신은 허한 쪽이 주된 이유가 된다. 눈이 건조하면서 충혈이 잘되는 경우라면 간의 열이 눈에 몰린 상황이고 눈이 어지럽고 아찔한 기분이 들면 간신이 모두 허한 경우라 보면 된다.

눈이 뻑뻑하고 간지럽다면 눈 안쪽과 눈썹 윗부분과 관자놀이 부근을 손가락으로 5초 정도 꾹 눌렀다 떼어주면 시원함을 느낄 수 있다.

이런 방법이 일시적이라면 간과 신 어디가 원인인지 파악하여 치료를 받으면 증상이 개선된다. 그리고 눈에 불편한 증상이 나타나면 과감하게 책을 덮고 티브이를 끄고 스마트폰 사용을 중지하는 절제력이 눈 건강을 지키는 방법이다.

전유성의 휴게소

아주 오래전 '호랑이 까치담배 사서 피우던 시절'. 눈에 다래끼가 나면 다래끼 난 눈의 눈썹을 뽑아 길거리에 돌을 쌓고 그 안에 속눈썹을 넣어둔다. 만약 지나가던 사람이 돌을 차면 다래끼가 그 사람에게 옮겨가고 나는 낫는다는 말을 철석같이 믿었던 시절이 있었다.

눈앞에 모기가
날아다녀요

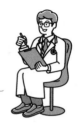

"눈앞에 모기가 날아다녀요."

침을 맞기 위해 침대에 누운 환자가 이렇게 말했다. 한의원 내부를 하얀 페인트로 칠한 후 다시 진료를 개시한 지 얼마 지나지 않은 때였다. 얘네들이 크기도 다르고 모여있다가 떨어지기도 하고 개수도 늘었다 줄었다 한다. 환자는 평소 조명이 그다지 밝지 않은 곳에서 생활하다가 흰색 LED 조명이 환하고 벽 색깔은 흰색이 곳에서 눈앞에 날아다니는 작은 물체를 알아차린 것이다. 비문증을 질병이라 보기는 어렵고 눈에 영양공급을 늘려야 하는데 결국 심장에서 눈으로 혈액순환을 개선해야 한다는 결론에 이른다.

신체를 보강하여 눈 건강을 지키는 3가지 약재를 소개한다.

숙지황은 몸에 부족한 혈을 보강하여 눈에 공급되는 혈액량을 늘리고 **구기자**는 눈에 영양을 공급하고 **결명자**는 눈에 열이 쌓여 염증이 생기는 것을 방지한다.

비문증飛蚊症은 눈앞에 모기가 날아다니는 증상을 말한다. 모기가 날아다니는 게 뭔 대수라고 이런 병명을 붙였을까? 문제는 날아다니는 공간에 있다. 바로 우리의 눈 안에서 날아다닌다는 것이 문제다. 눈앞에 아지랑이 같은 게 보이는데 아지랑이의 색깔이 투명하지 않고 좀 검게 나타난다.

비문증은 젊은 층에서는 과로하거나 영양이 많이 부족한 경우에 나타날 수 있다. 전반적으로 40대에서 처음 나타나기 시작하여 나이가 들수록 증상이 점점 더 심해지는 편이다.

비문증은 눈이 침침하고 건조한 안구건조증의 결과로 나타날 수 있다. 몸의 전반적인 혈액순환이 떨어지고 눈 주위로 혈류가 나빠지면 눈에 제대로 된 영양공급이 안 되어 비문증이 나타나는 것이다.

비문증에서 나타나는 검은 물체의 크기는 시간이 지남에 따라 줄어들기도 하고 색이 열어져 투명하게 바뀌기도 한다. 충분한 수면과 휴식, 어두운 곳에서 책과 스마트폰을 보는 습관부터 버려야 한다.

비염 해결법

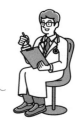

코가 뻥 뚫리는 법.

유칼립투스 100% 에센셜 오일을 면봉이 찍어 양측 콧구멍 옆 부분에 발라준다. 향이 강하여 눈이 매울 수도 있으니 눈은 감고 조용히 누워있으면 좋다. 피부가 민감하여 오일을 바른 부위가 따끔거린다면 따뜻한 물로 닦아낸다. 코가 막힐 때마다 수시로 시행하면 좋다.

공부하거나 업무를 할 땐 반드시 일정 시간을 할애하여 충분한 휴식을 취할 필요가 있다. 기분전환이 비염 치료에 도움이 될 것이다. 여기에 도움이 되는 3가지 약재를 소개한다.

가시오가피, 황기, 방풍

육체적으로 피로하면 정신적으로 지치기 쉽다. **가시오가피**와 **황기**는 떨어진 기를 보강한다. **방풍**은 코점막의 염증을 줄여준다.

환절기가 되면 비염 있으신 경우 아침마다 재채기를 많이 하게 된다. 콧물도 많이 나고 코도 막히고 머리가 찌근거리거나 무겁다. 그러면 집중력이 떨어질 수밖에 없다.

학생이나 직장인들에게 비염 증상은 공부나 업무 능력을 떨어뜨리는 주된 이유가 되는데 학습이나 업무의 성취도도 저하될 수밖에 없다.

비염은 크게 두 가지로 나눌 수 있다. 알레르기 비염과 통년성 비염이다. 통년성 비염을 일반 비염이라 부르기도 한다. 알레르기는 특정 계절에 주로 나타나기 때문에 이런 경우 계절성 비염이라고도 부를 수 있다. 일반 비염은 계절과 상관없이 상시 나타난다.

알레르기 비염은 꽃가루가 가장 큰 원인 즉 집밖에서 원인을 주로 찾을 수 있다. 일반 비염은 주로 실내 원인이 많다. 집에서 키우는 반려동물의 털이나 침구류에 존재하는 먼지나 진드기 등이 원인이 될 수 있다.

비염을 치료하려면 비염을 유발하는 원인을 제거하는 것이 빠르다. 반려동물의 털이나 꽃가루나 집먼지진드기 등은 현실적으로 피할 수가 없다. 결국 코점막의 충혈 등 과민상태를 유발하지 않도록 몸 상태를 잘 유지하는 것이 가장 중요하다.

비염은 체력이 떨어지면 그 증상이 더 오래가고 잘 낫지 않으므로 환절기 특히 여름에서 가을 겨울로 넘어갈 때 체력이 떨어졌다면 반드시 몸을 보강하는 것이 좋다.

가임기
피부 염증 해결

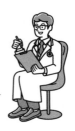

'백옥 피부, 도자기 피부.'

둘 다 피부 미인을 지칭하는 어구이다. 티 없이 맑고 깨끗한, 표면이 매우 부드러운 상태가 예쁜 피부의 조건이다. 겉은 마스크팩이나 약물 필링 그리고 레이저의 도움을 받더라도 속을 잘 다스려야 좋은 피부 상태가 오래간다. 피부에 염증이 잘 생기지 않는 내적 환경을 만들어야 한다.

피부의 염증은 결국 열을 관리하는 것인데 정신적 스트레스가 차지 않는 비중이 높다. 감정 홍조라는 말이 있듯 마음을 잘 다스리는 것이 피부에도 도움이 된다.

가임기 피부 염증은 정상적인 생리주기를 잡고 생리통이나 생리 전 증후군과 같은 신체 컨디션을 떨어뜨리는 상황을 치료함으로써 고칠 수 있다. 여기에 도움을 주는 3가지 약재를 소개한다.

 목단피, 백작약, 당귀

목단피는 피부에 열이 많아 염증이 생기는 상황을 해결하고 **백작약**과 **당귀**는 혈을 생성하고 순환시키고 자궁에 노폐물이 정체되지 않게 만들어 생리 문제 전반을 개선하는 데 도움을 준다.

가임기란 초경 후부터 폐경 전까지 다시 말해 임신이 가능한 나이대를 말한다. 누구나 맑고 투명한 피부를 원하나 식습관, 스트레스, 햇빛 알레르기 등 다양한 이유로 피부 컨디션이 좋지 않은 경우가 많다.

기초화장으로 가려지는 가벼운 피부 염증이라면 별 신경이 쓰이지 않겠지만 화장이 뜨기 쉬운 코밑이나 양측 볼 부위에 문제가 생긴다면(그것도 여러 개가 생긴다면) 여기에 진물까지 나오고 가려운 상황이라면 정신적 피로도 같이 높아지게 된다.

턱과 눈 밑에 발진이 생기면 가려움 때문에 자꾸 긁게 되고 이차적인 염증으로 붉은 부위가 점차 늘어나기도 한다.

가임기 여성의 피부 염증은 생리불순과 직접적인 연관이 많다. 그리고 생리주기가 시작될 때 피부가 조금 더 안 좋다 시간이 지나면서 조금씩 진정되는 경향을 보인다.

피부 문제가 있을 때 가려움증의 유무에 따라 치료의 방향이 달라진다. 가려움증이 있다면 피부 자체의 열이 높은 상황으로 파악할 수 있고, 생리주기가 좀 더 빨라지는 경우가 많다.

가려움증이 없다면 자궁이 허약한 상황으로 볼 수 있다. 자궁이 약하면 미혼 여성의 경우 결혼 후 임신이 잘 안되는 경우가 나타날 수 있다. 이때는 생리주기가 좀 더 길어지는 특징이 있다. 손발이 좀 차가운 편이다.

전유성의 휴게소

사진寫眞 하는 선배의 집에 갔다가 딸아이의 머리에 붙어있는 복사지를 봤습니다. 제가 아직도 잊지 못하는 것은 그 복사지에 얽힌 사연이 특별했기 때문입니다. 딸아이가 아팠나 봐요. 아버지는 연락이 안 되고, 엄마는 뉴욕에 출장 가셨었대요. 그래서 국제전화로 엄마에게 전화를 했답니다.

"엄마 나야"

"응, 웬일이냐?"

"엄마, 나 아파."

"아빠는?"

"연락 안 돼."

멀리 떨어져 있는 엄마는 얼마나 가슴이 아팠을까요? 시간이 흐른 후 엄마한테서 팩스가 왔습니다. 엄마는 자기 손을 복사기에 복사해서 그 종이를 팩스로 보낸 겁니다. 대략 이런 내용과 함께요.

"엄마가 같이 있어 주지 못해 미안해. 대신 여기 엄마 손 보내니까 아픈 곳에 얹어 놔! 엄마 손 약손인거 알지?"

지금 이 글을 쓰면서 어릴 때 배가 아프면 엄마가 내 배를 슬슬 문질러 주시면서 "엄만 손은 약손, 니 배는 똥배" 하시던 장면이 떠오릅니다.

자궁근종
완화법

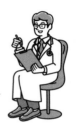

"미리 약 먹어두길 잘했어요."

아랫배 팽만과 소화불량을 치료받으러 온 여성 환자의 말이다. 배를 만져보니 배 여기저기 뭉친 자리가 많았다. 치료하면서 소화도 잘되고 가스도 덜 찬다고 하였는데 유독 아랫배 단단함이 가시지 않았다. 그래서 산부인과 검진을 의뢰했는데 자궁근종 진단을 받았다고 말했다. 9cm 크기가 1개 그리고 여러 개의 작은 근종이 있다고 하였다. 폐경 이후로 좀 기다려보는 건 어떻겠냐고 말했으나 환자는 빨리 제거하고 싶은 눈치였다. 결국 적출술을 받았고 며칠 후 걸려 온 전화에서 그나마 미리 한약을 복용해서 회복이 빨랐다고 고마워했다. 기존 한약 역시 어혈과 부종을 제거 효과가 있으니 수술 후 발생한 어혈과 부종 제거에도 도움이 되었을 것이다. 어혈과 부종의 제거는 산후 조리 처방의 핵심 원리이기도 하다.

자궁근종의 예방과 개선에 좋은 3가지 약재를 소개한다.

 목단피, 당귀, 봉출(생강과 봉출의 뿌리, 아출이라고도 부름)

목단피는 자궁 내 염증을 해소하고 **당귀**는 어혈을 제거하고 **봉출**은 근종을 줄이는 데 좋다.

자궁은 여성에게 있어 제2의 심장이라 불릴 만큼 중요한 장기다. 자궁은 임신과 출산에 있어 중요한 장기인 만큼 탄탄한 근육층으로 이루어져 있다. 호르몬 주기에 따라 자궁점막이 두꺼워졌다 가라앉는 과정을 월경이라 하는데 폐경전까지 계속된다.

자궁근종은 자궁의 점막이나 근육 그리고 장막에 생기는 양성 종양을 말한다. 오랜 기간에 걸쳐 천천히 자라기 때문에 근종의 크기가 상당한 수준 예를 들면 5cm 정도로 자랄 때까지도 별다른 자각증상을 못 느낄 수도 있다.

자궁근종은 30대 이상에서 많이 유발되는데 원인은 알려진 바가 없다. 다만 유전적인 요인과 자궁 내 혈액순환이 잘 안된 결과라 추정하고 있다.

자궁근종 증상으로는 크기에 따라 다르나 정상적인 생리주기에 맞지 않는 부정기 출혈을 동반한다. 손발이 차고 아랫배가 차가운 경우가 많다. 근종의 크기가 크다면 방광을 압박하여 소변을 자주 보고 싶거나 잘 참지 못하는 증상이 나타나기도 한다. 상복부를 압박하면 가스가 잘 차고 소화가 잘 안 되는 일이 벌어지기도 한다.

자궁근종은 폐경 이후 스스로 줄어드는 경향이 많다. 근종이 크다면 자궁적출을 권유받기도 하는데 적출을 꺼리신다면 자궁 순환을 촉진하는 방법으로 치료를 시도해 볼 수 있다. 한의학에선 몸의 정기가 충만하면 혹과 같은 적체는 스스로 줄어든다고 말한다.

이 말에 근거하여 자궁의 순환을 촉진하는데 평소 하복부에 따뜻한 물수건을 올려두는 습관을 병행하면 좋다. 크기가 너무 크고 하혈의 양도 받고 항상 어지럼증을 호소하여 적출을 불가피하게 선택해야 하는 상황에서도 보강된 정기는 수술 후 후유증을 줄이고 인체 회복 속도를 높이는 데 도움이 된다.

원형탈모
예방과 치료

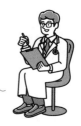

머리카락을 다듬던 미용사가 갑자기 웃는다.

"왜 웃으세요?" 내가 묻는다.

"여기 땜빵이 있어서요."

"땜빵이요? 어디요?"

"여기 귓바퀴 안쪽이요."

미용사가 귀를 접어 보이자 엄지손톱 크기의 땜빵이 나타난다. 언제 이런 게 생겼지? 스트레스는 잘 안 받는다고 생각했는데. 귀에 가려져 있어 전혀 몰랐다. 그런데 땜빵이 있으면 그렇게 웃긴 건가? 땜빵 없는 사람이 보면 웃길 것 같기도 하다.

원형탈모 예방과 치료에 도움이 되는 3가지 약재를 소개한다.

측백엽, 연자육, 천궁

측백엽은 예전부터 흰 머리와 모발이 가늘어지는 증상을 예방하는 효과가 있다. **연자육**은 심신을 안정시켜 스트레스로 인한 원형탈모를 치료하고 **천궁**은 머리로 혈액 공급량을 늘려 두피 순환을 개선하여 탈모를 치료한다.

나이가 들어 모발이 가늘어지고 빠지는 건 당연한 일이다. 물론 체질적 특수성으로 인해 연로하셔도 머리카락이 빽빽한 열대우림처럼 울창한 분도 계신다. 그런데 머리가 하얘지는 것은 막을 수 없으므로 나중엔 눈 내린 숲 같아진다.

탈모 증상이 남성에게 빈도가 높으나 원형탈모는 남녀 모두에게 많이 나타난다. 20대 후반이나 30대 초반의 젊은 연령대에서도 나타날 수 있다.

남녀 모두 원형탈모의 공통된 원인은 과도한 정신적 스트레스다. 밤늦게까지 뭔가를 만들고 이른 시간 안에 성과물을 만들어야 하는 경우 그 일이 앞으로의 장래에 지대한 영향을 미치는 경우 증상이 나타난다.

환부가 동전처럼 두피가 매끈하기도 한데, 급격한 체력 저하와도 관련이 있다. 남성에게 흔히 나타나는 양기 부족 현상과 여성에게 주로 나타나는 진액, 호르몬 부족 현상과 밀접하게 나타난다. 같이 나타나는 증상은 몸이 늘 피로하고 허리가 아프고 관절 여기저기 아프고 소변이 덜 시원하거나 자주 보고 싶은 욕구가 일어난다.

원형탈모는 일반 탈모와는 달리 검은 콩 섭취로 치료되고 예방되기보다는 평소 심신이 지쳐있다면 신속하게 보강하는 것이 예방법이자 치료다.

심신에 스트레스가 쌓이면 가슴이 뭔가 뭉치고 소통이 안 되고 답답한 경향이 있는데 이를 풀어주면 정신적 피로가 빨리 소실된다. 그리고 환부에 대한 침 치료를 병행하면 좋다.

전유성의 휴게소

따로 모이자고 약속한 후 단톡방을 통해 불만 있는 땜빵들끼리 의견을 모읍니다. 두 번째 땜빵협회가 만들어집니다. 현재 땜빵협회 이름은 '대한땜빵협회'니까 자연히 '한국땜빵협회'가 되겠죠. 협회가 두 개가 생겨난 겁니다.

어느 정도 시간이 흐르고 먼저 만들어진 '대한땜빵협회'에 있는 회원이 두 번째 협회회장을 보고 분함을 참지 못합니다. '아, 저기를 갔으면 틀림없이 내가 회장을 할텐데...' 타이밍을 놓친 걸 아쉬워합니다. 그런 사람은 '한국땜빵협회'에도 있습니다. 한 표 차 혹은 두 표 차로 회장선거에서 떨어진 총무 영철이는 2년인 회장 임기가 너무 길기만 합니다. 아흐흐~ 분하다. 이를 너무 갈아 어금니를 임플란트로 갈아 끼워야 할

지도 모릅니다.

우연히 '대한땜빵협회' 투덜이를 맥주 집에서 만납니다. 정치 이야기, 건강 이야기, 반려견 이야기를 하다가 양쪽 투덜이들이 불만을 토해내기 시작합니다. 다음날 영철이는 간밤에 땜빵협회 하나 더 만들자는 이야기를 술자리에서 했는지 꿈에서 했는지 아리까리합니다. 저쪽 투덜이에게서 며칠 후 연락이 옵니다. 협회 이야기를 했더니 몇 명이 더 가입하겠다는 기쁜(?) 소식을 전해줍니다. 꿈이 아니었구나. 그래서 제3의 땜빵협회가 만들어집니다. 세 번째 땜빵협회 이름은 대한, 한국 등다 써먹었으니 자연히 '전국땜빵협회'가 됩니다.

이로써 특별히 하는 일도 없는 땜빵협회가 3개나 만들어졌습니다. 하다못해 관계기관에 '아스팔트 땜빵을 빨리 보수해 달라'는 진정 하나 없이 세월이 갑니다. 그러나 명함가게는 돈을 법니다. 협회장, 부회장, 총무, 기획이사가 들어간 명함이 만들어지니까요.

어느 날 '전국땜빵협회' 회원들이 필리핀으로 여행을 갑니다. 가이드의 안내로 관광은 즐겁습니다. 어느 쇼핑몰에 버스가 섭니다. 가이드가 먼저 내려가 버스 문 앞에서 관광객들을 안내합니다. 버스에서 내려오던 회원 한 명이 가이드 머리에 있는 땜빵을 발견합니다. 사막에서 시원한 아이스크림 가게를 발견한 것보다 기쁩니다. "여기 가이드도 땜빵 있어." 큰 소리에 '전국땜빵협회' 회원들은 너무너무 좋아합니다. 협회 총무가 가이드에게 "언제부터 땜빵이 있었냐?" "고향은 어디냐?"질문이 속사포처럼 쏟아집니다. '우리는 한국에서 온 땜빵협회 회원들이다. 당신이 필리핀 땜빵협회 지사장을 하면 어떻겠냐?' 가이드는 매상 때문에 긍정적인 대답을 합니다. 한국에 돌아온 총무는 '코리아 전국땜빵협회 아시아지부 필리핀지사장 강감찬' 명함을 급하게 만들어 달라고 재촉하여 필리핀으로 보내줍니다.

좌우간 이렇게 한국, 대한, 전국땜빵협회가 해마다 회장 한번 해보겠다는 싸움이 박 터지게 생겨나고 박이 터질 때마다 '한진한의원'에 와서 고치고 있다는 허황된 이야기를 진짜 다 읽으신 분이 계시려나?

찜질팩의
효율적인 사용법

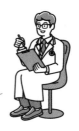

누구나 한 번쯤 발명가가 되고 싶다고 생각한 적이 있을 것이다.

한의대 졸업 후 새로운 찜질기를 고안한 적이 있다. 찜질기 중앙에 망사 주머니를 달고 거기에 한약재를 담은 부직포를 담는 방식이다. 찜질기에 열이 나면서 달궈진 한약재가 관절 부근에 작용하여 한약재 자체의 치료 효과를 기대한 것이다. 찜질기에서 한약 향이 은은하게 퍼지는 것도 괜찮았다. 5회 정도 사용한 부직포는 나중에 반신욕을 할 때 사용하면 뜨거운 물에 우러난 한약의 효능이 몸에 전달되는 것으로 마무리하는 방법이 나름 획기적이라 생각하여 나중에 실용신안등록까지 마쳤다. 하지만 한약 부직포 찜질기는 사업화하지 못했다. 그땐 순진하게도 특허나 실용신안등록만 있으면 사람들이 먼저 손을 내밀고 같이 사업하자고 찾아오는 줄 알았다.

몸이 찌뿌둥하고 무겁고 관절이나 근육에 통증이 있는 경우 일차적으로 선택하는 방법은 가정 요법일 것이다. 처음엔 파스를 붙이거나 찜질팩을 활용해보고 큰 차도가 없는 경우 병원의 도움을 받게 되는데 이럴 때도 빨리 회복하기 위해서는 찜질팩 요법을 병행하는 것이 좋다.

그럼, 가정에선 많이 쓰는 찜질팩의 활용에 대해 살펴보겠다. 외과적인 그리고 일부 내과적인 활용에 대해서 간략하게 말씀드리고자 한다.

찜질팩은 냉동실에 두고 냉찜질용으로도 활용이 가능하고 전자레인지나 뜨거운 물에 넣은 후 온찜질용으로도 활용이 가능하다.

가장 직관적으로 찜질팩을 사용하는 방법은 증상에 대한 자신의 느낌을 활용하는 것이다. 몇 가지 상황을 설명해보겠다.

1. 욱신거림, 화끈거림

관절이나 인대 그리고 근육에 염증이 있음을 시사하는 주관적인 표현이다. 잘못된 자세로 물건을 들다가 허리를 삐끗하거나 계단이나 보도블록을 걷다가 혹은 등산을 하다 발목을 삐끗한 경우, 주방에서 칼 사용을 많이 하거나 어린 아기를 팔에 안고 돌보는 등의 동작으로 손목이 삐끗한 경우, 평소 손으로 물건을 세게 쥐는 동작을 반복하여 터널증후군(수근관증후군)이 생긴 경우, 높은 곳에 있는 물체에 팔을 죽 뻗는 작업을 반복하여 어깨가 아픈 경우, 뭔가 비트는 동작이나 테니스나 골프 운동으로 팔꿈치가 열이 나면서 아픈 경우 등이 모두 염증이 유발된 상황이라 볼 수 있다.

이럴 땐 찜질팩을 냉동고에 보관하다 냉찜질을 하시는 것이 원칙이다. 이때 찜질팩을 붙이는 부위가 너무 차갑다면 수건을 감싸고 환부에 대시는 것이 좋다.

2. 시리다, 쑤심

시리다는 느낌은 아무래도 차갑다는 뜻일 테고 쑤신다는 표현은 염증으로 나타날 수도 있으나 피부 표면으로 화끈거리는 느낌이나 피부가 붉은빛을 띠기보다는 약간 푸르면서 보랏빛을 보이는 경우다.

무릎이 아파도 퇴행성관절염이 있고 허리도 은은하게 아픈 경우, 팔꿈치를 움직일 때마다 부드럽지 않은 경우, 오십견으로 팔이 잘 올라가지 않는 경우 등에서 나타날 수 있다.

당연히 따뜻한 자극이 필요하다. 온 찜질팩으로 활용하시면 좋다. 이때도 냉찜질과 마찬가지로 피부에 너무 뜨거운 자극으로 화상을 유발할 가능성이 있는 경우 수건으로 찜질팩을 감싼 후 활용하시는 것이 좋다.

3. 두통이 있는 경우

두한족열頭寒足熱이란 말을 들어보셨을 것이다. 머리는 차고 발은 따뜻하게 해야 인체의 순환이 개선되어 건강을 유지하려고 할 때 쓰는 표현이다.

그렇다면 머리는 시원한 찜질을 하는 것이 좋을 것이다. 머리가 서늘하면 집중력도 높아지니 수험생이나 업무효율을 높이려는 직장인에게 도움이 될 것이다.

감기로 머리에서 열이 날 때도 당연히 냉찜질이 좋다. 다만 앞머리가 띵하고 이마가 조이는 느낌이 드는 경우가 있다. 이런 경우는 온찜질이 좋다. 그리고 소화불량으로 머리가 아픈 경우에도 온찜질이다.

4. 소화기가 좋지 않은 경우

소화력이 떨어지면 음식물이 식도나 위장에 머무는 시간이 길어진다. 그러면 복부팽만이 나타나면서 복부 근육이 단단해지고 안에 작은 덩어리들이 잡히기도 한다. 이런 증상을 담적이라 부른다.

위장의 운동기능이 떨어지면서 근육이 뭉친 양상인데 위장의 운동기능은 해당 장기가 위치한 곳에 따뜻한 자극을 주어야 한다. 그러므로 온찜질을 하시는 것이 좋다. 이때 찜질팩을 시계방향으로 돌리면 마사지하실 것을 추천한다.

한때 LA의 할머니들 사이에서 유행했던 팩이 있었다.

전자렌지가 주방 가전제품으로 등장한 후 어느 할머니의 아이디어였다는데, 헝겊으로 주머니를 만들어 그 속에 옥수수 알갱이를 넣어 전자렌지에 돌렸더니 옥수수 알갱이가 뜨거워졌고 이걸 쑤시고 결린 데 갖다 댔더니 신통하게도 시원해지더란다. 교회 광고시간을 통해 할머니들에게 알려졌고, LA에 사시던 우리 어머니도 한국에 올 땐 이걸 꼭 만들어주고 가셨다. 팩에서 나오는 구수한 냄새는 덤이었고 심심할 때는 꺼내 먹을 수도 있었지.

사계절 건강법

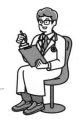

사계절이 지나면 한 살을 먹는다. 몸속을 잘 다스려야 실제 나이보다 건강해 보이는 건 당연하지만 겉으로 보이는 부분도 관리를 잘해야 한다. 여성들의 화장 기술이 뛰어난 것도 이런 이유라고 생각하는데 요새는 남자들도 미용에 관심이 많다. 여러 미용 기법 중에서도 요즘 대세는 반영구화장인 것 같다. 이미 오래전부터 영구적인 문신을 이용한 화장법이 있었으나 때에 따라 변화를 줄 수 있는 반영구기법이 나아 보인다. 그래서인지 요즘 TV 방송인들 뿐 아니라 길거리에 스치는 사람들의 얼굴을 보면 반영구화장 시술받은 사람이 꽤 많다. 눈썹에만 그치지 않고 입술, 헤어라인, 아이라인 등에 다양한 색조와 기법이 동원되는 데 여성들의 화장 시간을 단축하는 데 크게 도움이 된다. 아내를 보니 그렇다. 나중에 내 귀 뒤에 있는 땜빵도 반영구화장으로 커버해볼까?

우리나라는 비록 봄과 가을이 짧아지기는 했지만 사계절이 뚜렷한 기후적 특성이 있다. 봄, 여름, 가을, 겨울의 계절적 특성이 다른 만큼 인체도 여기에 잘 적응하기 위한 건강법을 알아두시면 좋다.

봄은 만물이 소생하는 계절이다. 영어로 스프링spring이라고 부를 만큼 응축된 힘이 솟아오른다. 땅속에서 새싹이 솟아 나오듯 몸의 기운도 한 곳에 정체되지 말고 활발히 움직여야 한다. 이를 이기理氣시킨다고 말한다. 기가 정체되면 몸의 대사기능이 떨어진다. 결국 오장육부가 각자 자기 역할을 잘하지 못하는 일이 벌어진다.

기가 잘 돌게 하는 가장 기초적인 방법은 산책이다.

봄에 좋은 3가지 약재를 소개한다.

 향부자, 시체柿蔕(감꼭지)**, 유자**

향부자는 간의 기를 소통하고 가슴에 몰린 기운을 풀어준다. **시체**는 **유자**와 더불어 위에 정체된 기를 풀어 소화력을 높인다.

여름은 후덥지근하다. 식물이 가장 번성하는 시기다. 몸을 청량

하게 만들 필요가 있다. 더운 여름날은 입맛을 잃기 쉽다. 그러다 보니 냉면과 비빔면과 같은 냉한 음식을 수시로 찾게 된다. 이런 식습관이 오래되면 소화기관 중 분해 흡수기관인 비脾라는 장기가 손상을 받게 된다. 따라서 여름에는 소화기관을 튼튼하게 만들어야 한다. 이를 건비建碑라고 한다.

건비의 기본은 따뜻하고 기를 돋우는 음식을 드시는 것이 좋다. 여름에 삼계탕을 먹는 이유다.

여름에 좋은 3가지 약재를 소개한다.

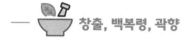 창출, 백복령, 곽향

창출과 **백복령**은 위장에 정체된 습을 제거하여 소화력을 높이고 **곽향**은 더위를 이기는 데도 도움을 준다.

가을은 건조한 계절이다. 아침저녁으로는 선선하지만 낮은 여전히 덥다. 그리고 아직은 뜨거운 햇살이 곡물이나 열매를 무르익게 만든다. 습도가 줄어들어 건조한 날씨가 이어지는 것도 가을의 특성이다. 낙엽에서 바스락 소리가 날 정도로 건조하다. 피부도 건조하고 두피도 건조하고 모발이 가늘어지고 낙엽처럼 탈락하기 쉽다. 몸의 진액이 부족하기 쉬운 계절이다. 우리 몸 장기 중 건조함과 관련된 장기는 폐肺다. 폐를 윤활하게 하면 가을철 마른기침을 해소하는 데 도움이 되고 피부를 윤택하게 만들 수 있다. 이를 윤폐潤肺라 부르는데 목이 건조하고 잠길 때 꿀물을 마시는 것도 이런 이유다.

가을에 좋은 3가지 약재를 소개한다.

 자소엽, 천문동(백합과 천문동의 뿌리)**, 더덕**

자소엽을 기관지 소통을 돕고 **천문동**과 **더덕**은 폐의 진액을 보강한다.

겨울은 차고 건조하고 게다가 바람도 많이 분다. 겨울잠을 자는 동물도 있고 소나무 같은 침엽수를 제외한 활엽수나 기타 초본식물은 입이 다 떨어지고 땅속에 뿌리 덩어리만 남겨두기도 한다. 이 뿌리에 영양분을 모아두고 다음 해에 다가올 봄에 싹을 틔울 에너지를 저장하고 있는 것이다.

우리 몸의 근본 에너지를 저장하는 장기는 이제는 모두 아시다시피 신腎이라는 장기다. 신을 보강하는 것이 겨울철의 건강법인데 이를 보신補腎이라고 부른다.

겨울에 좋은 3가지 약재를 소개한다.

산수유, 구기자, 가시오가피

산수유와 **구기자**는 인체의 에너지원인 정精을 보존하고 **가시오가피**는 겨울철 떨어지기 쉬운 체력과 면역력을 높인다.

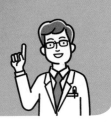

에필로그

    지금까지 세 가지 약재를 혼합하여 차로 끓이는 삼다三茶 요법을 배우셨다. 질환의 이유와 원리에 대해서 숙지하셨기 때문에 이제는 본인에 맞는 맞춤형 차를 만드실 수 있으리라 여겨진다.

    기성 처방은 방약합편이라는 의서를 참조하였다. 조선 말기 황도연이라는 분이 저술한 책으로 다양한 한의학 처방이 기재되어 있다. 원 처방 용량은 기재하지 않았고 가정에서 쉽게 달일 수 있도록 1:1:1 배합 비율을 추천한다.

    삼다 요법으로 일상의 모든 증상을 다스릴 수는 없을 것이다. 앞으로도 진료 중 모은 자료를 토대로 추가 정보를 제공할 예정이다.

사실 더 많은 약재를 소개하고 싶었으나 일반인이 식품으로는 사용할 수 없는 의약품용 한약재는 담지 못함에 대해선 아쉬움이 남는다.

졸저에 날개를 달아주신 개그맨 전유성 선생님, 종합 아티스트 이익태 선생님 그리고 기꺼이 출판을 허락해주신 스타벅스 김상철 사장님께 깊은 감사의 말씀을 올린다.

그럼 항상 건강하시길 바란다.

내 몸
보약은
내가 만든다

초판 인쇄 2022년 11월 30일
초판 발행 2022년 12월 5일

지은이 한진·전유성
펴낸이 김상철
발행처 스타북스
등록번호 제300-2006-00104호
주소 서울시 종로구 종로 19 르메이에르종로타운 B동 920호
전화 02) 735-1312
팩스 02) 735-5501
이메일 starbooks22@naver.com
ISBN 979-11-5795-669-2 03510

© 2022 Starbooks Inc.
Printed in Seoul, Korea